つながる・ささえる・つくりだす

在宅現場の地域包括ケア

秋山正子

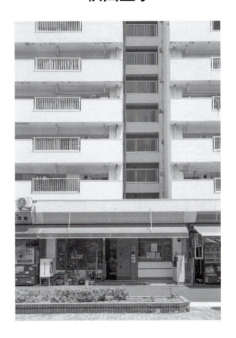

医学書院

つながる・ささえる・つくりだす
在宅現場の地域包括ケア

| 発　行 | 2016年10月15日　第1版第1刷Ⓒ |
| | 2019年 6月15日　第1版第3刷 |

著　者　秋山正子
あきやま まさこ

発行者　株式会社　医学書院
　　　　代表取締役　金原　俊
　　　　〒113-8719　東京都文京区本郷1-28-23
　　　　電話　03-3817-5600（社内案内）

印刷・製本　大日本法令印刷

本書の複製権・翻訳権・上映権・譲渡権・貸与権・公衆送信権（送信可能化権を含む）は株式会社医学書院が保有します．

ISBN978-4-260-02821-9

本書を無断で複製する行為（複写，スキャン，デジタルデータ化など）は，「私的使用のための複製」など著作権法上の限られた例外を除き禁じられています．大学，病院，診療所，企業などにおいて，業務上使用する目的（診療，研究活動を含む）で上記の行為を行うことは，その使用範囲が内部的であっても，私的使用には該当せず，違法です．また私的使用に該当する場合であっても，代行業者等の第三者に依頼して上記の行為を行うことは違法となります．

JCOPY〈出版者著作権管理機構　委託出版物〉
本書の無断複製は著作権法上での例外を除き禁じられています．複製される場合は，そのつど事前に，出版者著作権管理機構（電話 03-5244-5088，FAX 03-5244-5089，info@jcopy.or.jp）の許諾を得てください．

プロローグ──私の考える「地域包括ケア」

地域包括ケアは訪問看護・介護がめざしてきたことそのもの

「地域包括ケア」というと，2014年に厚生労働省が示した「地域包括ケアシステムの姿」という図(図1)をよく目にするようになりました。この図の内容は，私たちがこれまで在宅ケアとして行ってきたこと──時に医療を利用し，時に介護を利用しながら，最期まで住みなれたところで暮らし続けるまちをつくる──に合致するものです。それは，訪問看護・介護がめざしてきたことそのもの。「暮らし続ける人をささえて最期まで」という思いで実践を続け，ねばり強く主張してきたことがかたちになったと，地域で地道に仕事をしてきた私には思えました。

これからの地域包括ケアで大事なのは，本人が暮らし続けたいと希望する居場所としての「住まい」に戻って来られる地域にすることだと考えています。この図(図1)では，「住まい」と「医療」「介護」が行ったり来たりしています。しかし，現実は，一方通行で「住まい」に帰れない。「住まい」は自宅に限りません。その人がどこに暮らし続けたいかという希望を大事にしながら，どうするのがよいのかと，組み立てていくのが，地域包括ケアだと思います。

基本理念「尊厳の保持」「自立生活の支援」

地域包括ケアシステムの基本理念として，「尊厳の保持」「自立生活の支援」と「規範的統合」ということばが示されています(図2)。

プロローグ——私の考える「地域包括ケア」

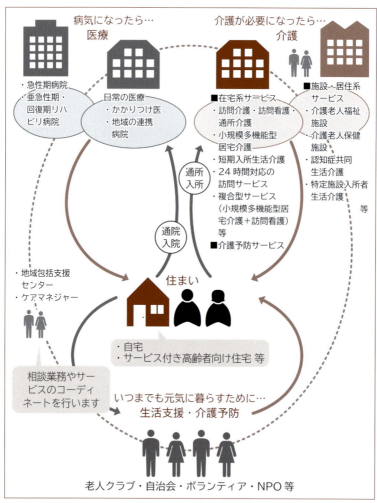

※地域包括ケアシステムは，おおむね30分以内に必要なサービスが提供される日常生活圏域（具体的には中学校区）を単位として想定

図1　地域包括ケアシステムの姿
〔厚生労働省Webサイト「地域包括ケアシステム」http://www.mhlw.go.jp/stf/seisakunitsuite/bunya/hukushi_kaigo/kaigo_koureisha/chiiki-houkatsu/を一部改変〕

高齢者の「**尊厳の保持**」
・高齢者の「尊厳の保持」とは，高齢者が自ら，住まいや必要な支援・サービス，看取りの場所を選択する社会のあり方。
・高齢者の「尊厳の保持」のためには，その意思を尊重するための支援・サービス体制構築と適切な情報提供，意思決定支援が必要。

高齢者の「**自立生活の支援**」
・高齢者ケアにおいては，心身の状態の変化や「住まい方」（家族関係や近隣・友人との関係性）の変化に応じて，医療・介護・予防・生活支援を適切に組み合わせて提供する必要がある。
・急激な変化により生じるリロケーションダメージは，自立支援の観点からも必要最小限に抑えられることが望ましい。

地域における共通認識の醸成―「**規範的統合**」
・「尊厳の保持」「自立生活の支援」のための仕組みを，「住み慣れた地域」で実現する上で，自治体は中心的な役割を果たす。
・どのように地域包括ケアシステムを構築するかは，地域住民の参画のもと決定するべきであり，自治体にはその選択肢を地域住民に提示する責任がある。
・実際の構築に向けては，自治体には，地域住民に加え，支援・サービスに携わる事業者や団体等にも働きかけ，目標像を共有していく「規範的統合」が求められる。
・規範的統合は，自治体の首長による強いメッセージの発信が重要。また，自治体・保険者には，まちづくりや医療・介護サービスの基盤整備に関して，明確な目的と方針を各種の計画の中で示すことが求められる。

図2 地域包括ケアシステムの基本理念―「尊厳の保持」「自立生活の支援」と「規範的統合」
〔地域包括ケア研究会(2014). 地域包括ケアシステムを構築するための制度論等に関する調査研究事業報告書―概要版. 平成25年度厚生労働省老人保健事業推進費等補助金(老人保健健康増進等事業)より〕

　「尊厳の保持」と「自立生活の支援」が，最も根本的な理念です。そして「規範的統合」は，関係者みんなの共通認識の醸成です。「行政，受け手側の住民，サービスを提供する側の三者が同じ方向を向くことが大事ですよ，いろいろ話し合って地域でのケアを組み立てていきましょう」と言っているのだと思います。「尊厳の保持」と「自立生活の支援」の理念からみて，"あれ，おかしいな"と思うことがあれば，行政にも「これはおかしいので，ここをなんとか仕組みのなかに

入れよう」とか「組織を変える必要があるのではないか」など前向きな提言をして，話し合って進んでいきましょう，ということです。

求められる医療・介護・予防の一体的提供

「地域包括ケアシステムの構成要素の具体的な姿」（図3）の右下の「医療・介護・予防の一体的な提供」のなかに，「介護職は，『医療的マインド』をもって」とあります。「医療側は，『生活をささえる視点』をもって，介護側から提供された生活情報をもとに病態を把握，臨床経過の予測を介護側に伝え，必要となる介護やリハビリテーション等の介入を見通す」と示されています。

介護側が"あれ，ちょっとおかしい。この状態を医療の視点で診てもらいたい"と感じ取ったことや提案を，医療側がしっかり受け止める。そして医療の専門性で解釈し，先を読んで推論して，「今これが大事だから，こういうふうにしましょう」と，介護側に返していく。そうすることで，予防になるわけです。つまりは，関係職種と連携し一体的に考え，目標を組み立てていくことが求められています。

このような連携が求められる場面として，「介護予防」や「重度化予防」「急性疾患への対応」などが挙げられています。これらは看護が意識してかかわっていかなければならない大事な場面です。介護側からの情報をしっかり受け止めて一緒にやりましょうということです。

医療と介護・予防を一体的に提供しなければならないことはすでに明らかです。予防の視点がないために，いったん介護状態に陥るとどんどん重度化していった例をたくさんみてきました。常に予防の視点をもたないと，重度化が防げないということです。

支援やサービス利用による効果の「成功体験の蓄積」は伝播する

また，予防という概念は，図3の「本人・家族の選択と心構え」

にある「養生」に努めようというところにつながります。そのためにはしっかりと情報提供されることが必要です。「自己決定に対する支援」のところに「わかりやすい情報の提示」と書かれていて、そこには専門職の支援が必要となります。

次に強調したいのは、支援やサービスの利用による効果として「成功体験の蓄積」があります。このよい例が第3章で紹介するノブさんです(p. 88参照)。

ノブさんは、前立腺がんが骨転移した僧職のご主人を自宅で看取った家族としての成功体験から「私も絶対病院へは行かないわ」と意思表示をしていました。娘さんも、「父と同じように母も家で看取りたい」と願っていました。ノブさんの介護にあたっては、本人の意思を尊重するために、治療とケアをどう組み合わせていけばよいかを、私たち在宅ケアチームは考え、要介護3で脱水症状を起こしたときも救急車を呼ばずに、家で治療をしました。そこから6年経ってノブさんが亡くなったあと、娘さんが「終わりよければすべてよし。楽しかったわ」と言われたことが大事で、これが成功体験の蓄積です。

在宅ケアチームが言わなくても、利用したそのご家族が在宅ケアのよさを伝える人になってください。「在宅でよかった」と言う人が増えることで、最期まで自宅で、地域で、ということが進んでいくと思うのです。

よい看取りの体験は「よい思い出」につながります。「いろんな苦労があったけれど、最期、よかったよね」と、かかわったみなの共通の思い出となって語られます。看取りのときは幼かった孫が、数年たって改めてお礼に来たりして、「そんなこと、あったよね」とその物語を語り継げるようになるのです。

プロローグ——私の考える「地域包括ケア」

本人・家族の選択と心構え

「養生」のための動機づけ支援や知識の普及
- 地域包括ケアシステムでは，支援・サービスを提供するだけでなく，本人も，自発的に健康を管理する態度をもって健康な生活を送る「養生（ようじょう）」が求められる。
- 「養生」に努めるには，受動的でなく能動的に学び，多様なニーズや関心をもつ人達が情報やスキルを共有，健康管理や必要な支援・サービスの選択ができるようになるプログラムの提供，教育人材の確保・育成が必要。

自己決定に対する支援
- 世帯構成の変化，住み替え，ケア方針の決定といった様々な場面での意思決定に対する支援として，分かりやすい情報の提示，専門職の助言，支援・サービスの利用による効果の成功体験の蓄積・伝達が必要。
- 長年の信頼関係をもつ主治医や以前から関与しているケアマネジャー等の専門職が助言してこそ意味がある。特にターミナル期では，望まない治療や救急搬送が行われないよう十分なコミュニケーションが求められる。

生活支援

個人に対する生活支援サービスの提供
- 生活支援は，地域内で民間事業者によって提供されているサービスを購入する方法（自助），地域の互助によって提供される支援を活用する方法（互助）が想定される。地域単位で最適な提供方法の検討が必要。

地域における「包括的な生活支援の拠点」の必要性
- 心身の衰えや病気の治療，近隣の付き合いの減少による孤立感，機能や意欲の低下とともにみられる閉じこもりなどの不安やリスクの解消には，本人や家族が気軽に相談したり立ち寄ったりする「包括的な生活支援の拠点」の設置が重要。あらゆる地域住民が支える側・支えられる側の区別なく，自由に訪れ交流できる場所としていく。
- このような拠点は，相談支援，地域住民の交流，不安感の解消，支援・サービスの周知，早期対応，生きがい創出，閉じこもり予防など，運営方法によって多様な効果が期待できる。

図3　地域包括ケアシステムの構成要素の具体的な姿
〔地域包括ケア研究会(2014)．地域包括ケアシステムを構築するための制度論等に関する調査研究事業報告書—概要版．平成25年度厚生労働省老人保健事業推進費等補助金(老人保健健康増進等事業)より〕

住まいと住まい方

「支援・サービス」を受ける場所と「住まい」の種類

- 「住まい」としては，「一般住宅」のほか，家屋・家族・サービス基盤等の理由で一般住宅での生活が難しい場合に住み替える「高齢者向け住宅」，重度で在宅生活が難しい場合に集中的なケアを提供する「重度者向けの住まい」がある。すべての「住まい」は，「住み慣れた地域」での生活を保障。
- 「住まい」での生活を基本としつつ，急性期には「医療機関」，軽度の症状変化や急性期病院からの退院時には「住まいと医療機関の中間施設」を，必要に応じて短期間利用。

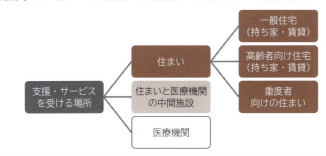

医療・介護・予防の一体的な提供

医療・介護の連携が特に求められる取組・場面

- 介護職は，「医療的マインド」をもって，具体的な生活場面のアセスメントの内容を医療側に伝達。医療側は，「生活を支える視点」をもって，介護側から提供された生活情報をもとに病態を把握，臨床経過の予測を介護側に伝え，必要となる介護やリハビリテーション等の介入を見通す。
- このような連携が求められる取組や場面として，「介護予防」「重度化予防」「急性疾患への対応」「入院・退院支援」「看取り」が挙げられる。

統合的なケアの提供に必要な仕組み

- 統合的なケアの提供に関わる多様な専門職の機能を統合するためには，顔の見える関係づくりに始まり，課題認識の共有や目標設定，ツール作成等を通じて，統合的なケアの提供に必要な仕組みを構築する必要がある。
- ツールとしては，アセスメントやプラン作成の標準的な様式の作成，連携の場面に必要な手順や役割分担，連絡調整上の配慮等に関するルール，地域連携クリティカルパスが考えられる。

参考文献
・厚生労働省 Web サイト「地域包括ケアシステム」http://www.mhlw.go.jp/stf/seisakunitsuite/bunya/hukushi_kaigo/kaigo_koureisha/chiiki-houkatsu/
・地域包括ケア研究会：地域包括ケアシステムを構築するための制度論等に関する調査研究事業報告書．平成 25 年度厚生労働省老人保健事業推進費等補助金（老人保健健康増進等事業）．2014

contents　つながる・ささえる・つくりだす　在宅現場の地域包括ケア

プロローグ——私の考える「地域包括ケア」 iii

第1章　事例からみえる地域包括ケア

地域のなかで，家族まるごとを継続的にみるためには？ 2
　「包括」が指し示すのは「まるごと」と「継続性」 2
　生きづらさを抱えた一家4人 3
　ご近所のかかわりで，暮らしの保健室へ 4
　地域ケア会議をきっかけに，職域を越えて自分にできることを考える 6
　この事例の成功要因は？ 多職種で検討 7
　　視点①さまざまなサポートでも，足りないもの 8
　　視点②トオルさんに本当に必要なサポートとは？ 11
　　視点③地域ケア会議で，さまざまな支援がつながり，補い合う 12
　　視点④障がいによる生きづらさを抱える人をどうささえるか 14

◎…**Current Topics**　看護小規模多機能型居宅介護（看多機） 18

退院後，望む療養生活のために必要なものは？ 20
　「特養に戻るには胃ろうを造設しなければ」？ 20
　夫婦の5年間の経緯 20
　看多機の泊まり，通い，訪問で自宅退院を準備 21
　看護師の気づきで発熱原因が判明，薬の見直しから発語も 23
　通いと泊まりで夫婦の在宅生活は順調 24
　この事例の成功要因は？ 多職種で検討 24
　　視点①家族が判断できるよう選択肢を増やす——特養・在宅・看多機 24
　　視点②関係者が「退院しても大丈夫」と思える準備は？ 27
　　視点③何がタケオさんの劇的な回復につながったのか？ 28
　　視点④条件さえ整えば家で過ごせる人が，もっといるのでは？ 30

◎…**Current Topics**　地域包括ケアの土壌をつくる
　　　　　　　　　　　「フラットな事例検討会」の開き方 32

第2章　地域をつなぎ，ささえる居場所

人をつなぐ地域包括ケアの入り口「暮らしの保健室」 36
　　——予約なし・無料の医療よろず相談所
　高齢化する団地の一角，商店街の空き店舗をお借りして 37
　敷居の低い，身近な相談所が必須 38

xi

いつでもふらりと来てほしいから，ボランティアが常駐　39
　　住民のそばにあるからこそ聞こえてくる声　40
　　地域包括ケアの土台である養生や予防のために　40
　　暮らしのなかのつながりから広がる「互助」の世界　41
　　道に迷ったキクヨさん，ご近所の力で身元判明　41
　　大都会にも地域の力が生きている　44
　　つながりを強めるちょっとした「おせっかい」を　44
　　オープン5周年を迎え，多くの人を迎える場所に　45

相談者が自分で考え，決める力を取り戻せるサポート　47
　　──マギーズ・キャンサー・ケアリング・センター
　　がん治療が変化して，患者さんは忙しい　47
　　マギーズと出会い，「日本にも！」と活動を続けて　48
　　対話によって自己決定をささえるマギーズ流サポート　49
　　がんを経験した鈴木美穂さんとの出会い　51
　　「マギーズ東京」実現へキックオフ　53
　　地域包括ケアの基本理念に通底するサポーティブケア　54

◎…**Current Topics** 英国のマギーズ・キャンサー・ケアリング・センター　56
　　　　　　　　　（Maggie's Cancer Caring Centre）

訪問介護＋訪問看護＋ショートステイ＋デイサービス
を組み合わせた地域包括ケア　58
　　「坂町ミモザの家の物語」の始まり──高齢となった母姉妹と暮らす娘さん　58
　　2人一緒に家でみる，想定外のケアプラン　60
　　リハビリと訪問歯科でモトさん，前向きに　61
　　認知症・日中独居のミホさんの生活を改善　63
　　主治医意見書のための受診に訪問看護として同行　63
　　デイサービス探し，最初の見学　64
　　デイサービス，次の見学先はお琴が糸口　65
　　訪問介護中心に切り替え──受け入れには時間をかけて　66
　　住宅改修──要介護者2人分の改修費を合算して　67
　　退院後すぐにデイサービスに通ったモトさん　68
　　介護離職はしないで，自宅で2人をささえるケアプラン　69
　　「閉じられた窓が外に向かって開くように」　70
　　自宅を活用して一緒に「看多機」ができたら　71
　　訪問看護と並行しての新規事業準備にサポートを　72
　　訪問看護・くらしの保健室のご縁が看多機に　73
　　資金融資の依頼は，地域での実績と理念を伝え　74

（対談）**地域包括ケアはもっとやさしく，もっと自由に**

　　「坂町ミモザの家」で中島紀惠子氏と語り合う　75

地域包括ケアに必要なハブ——看多機づくりを例に　75
　　　要介護が2人なら一緒に在宅で「みる」という手も　76
　　　本人が何をめざしているか？ そこに向かって　77
　　　気持ちを引き出し，ささえ続けた10年　78
　　　退院直後の密なケアで，必ず落ち着く経験則　80
　　　病院の事情を察しつつ，退院前カンファレンスを依頼　81
　　　自分がしたい看護を自分の言葉で自由に表現できること　82
　　　高齢者の「回復」は，穏やかで緩やかなカーブ　83
　　　「ねばならない」の枠を外すと見えてくる　84
　　　地域包括ケアに必要な「自由人」の発想　85

第3章 住み慣れた場所で最期まで暮らす
　　——地域包括ケアのささえ

穏やかな老化の過程に寄り添う　88
　　在宅看取りのバトンタッチ
　　　　——訪問介護・看護・診療でささえたノブさんの14年間　88
　　デイサービスよりも，「お寺の留守番が私の仕事」　90
　　風邪からの脱水症で点滴——医療を重装備にしないケア　91
　　「救急車は絶対呼ばないで」とあちこちに書いて迎えたその日　92

落ち着いたお別れの場面をつくる，看取りケアの技　94
　　看取られる人，看取る人，別れを意識するきっかけを　95
　　お別れができるうちにコミュニケーションの場面を　97
　　救急搬送，死亡，警察の検死となると……　97
　　つらい場面でも，思い出話のグリーフケアで現実を受け止める　99
　　病院に行ったあとも，在宅ケアの手は離さないで協働を　99

在宅看取りの経験は，病院での看取りも変えていく　101
　　看病にかかわる人のことを認め，ねぎらう　101
　　家族はどうすればよいのか——看取りの指南役は訪問看護師　102
　　"看取りの文化"を取り戻し，引き継ぐ　103

夫婦をささえ続けた地域包括ケア　105
　　自宅でリハビリ，経鼻栄養から経口摂取へ　105
　　主介護者の妻が緊急入院，自宅で案じる要介護の夫　106
　　家族と訪問看護・介護で最後のお見舞い決行，その日に　107
　　妻の入院・手術を見守った「あたたかい人魂」　109
　　寝たきりでも「家でみたい」——退院準備　110
　　人それぞれの亡くなり方に向き合えるチームを　111

人との交流で新たな力を引き出す 113
──フォーマル・インフォーマルサポートの協働
末期がんの元ホームレス・ヨシオさんの退院支援 113
デイサービス，ヘルパー，訪問看護と訪問診療 114
頑なな態度を変えたのは，デイサービス仲間との交流 116
困難ケースも，それぞれの力を引き出す交流がささえに 117
軽費老人ホームでの20人の共同生活が新たな地縁に 117
迷惑をかけつつも，愛される存在として逝く 118

地域に種を蒔く人になろう 120
人を好まず気難しいオサムさん 120
公園での保育園児との交流が笑顔のリハビリ 121
大好きなあんぱんを話題に 121
「あれから5年経ちました」という手紙 122
日々の訪問が，地域を耕し種を蒔く 123

心身がどんな状態でも，尊重されて暮らしていける地域を 124
既存の資源を活かすアプローチを 124
認知症になっても，尊重されて暮らしていけるまちをつくりたい 126

対談 地域でともに老い，看取る──まるごとケアを花戸貴司医師と語り合う 128
きっかけは最初の在宅看取り 128
「老衰」をどうみていくか 130
不可逆性の判断は困難だが，医療は本人の希望に沿って 131
家族だって確信がもてない 131
「ごはんが食べられなくなったらどうしますか？」 132
医療者としての意識転換 133
医療を「何もしない」ことは「ケアに集中」の積極的な選択 134
「何かする」ほうが医療者は楽 135
家族と向き合う 135
元気なときと比べて変化を伝える 136
自分や家族で抱え込まずに地域全体で 137
まず医療者が「地域の人」になる 138
「専門職にしかできないこと」と「地域の誰かにやってもらえること」がある 139
都市でも地方でも「看取れるコミュニティ」はつくれる 140
人は看取り看取られ 141

エピローグ──つながる・ささえる・つくりだす 143

初出一覧 146
著者プロフィール 148

表紙・本文デザイン　土屋みづほ
表紙・扉写真　神保康子

第 1 章

事例からみえる地域包括ケア

地域包括ケアって何でしょう。2つの事例をもとに,医療や健康のよろず相談所「暮らしの保健室」にかかってくる電話から広がる展開と,多職種による語りからひも解いていきましょう。

地域のなかで、家族まるごとを継続的にみるためには？

　暮らしの保健室[*1]は「地域のなかに生えてきた」と言われるように生まれて、活動を続けるうちに住民の方々に親しまれ、一人暮らしの不安がある方も安心して集える居場所、在宅ケアにかかわる多職種が集い合い学び合う場になりました。当初考えていた以上の成果を生み出し、全国各地に新しい「保健室」が生まれています。

「包括」が指し示すのは「まるごと」と「継続性」

　「地域包括ケア」はいまや、国を挙げての施策目標となりましたが、各地の医療者からは「具体的にどうしたらよいのか？」と悩みの声が聞かれます。この「包括」というわかりにくい言葉を、「地域まるごとケア」とわかりやすく言ったのは、東近江市永源寺診療所医師の花戸貴司さん[*2]です。

　「包括」には、この「まるごと」という包括的な意味に加え、「持続する」という継続性も含んでいますが、後者は見落とされがちです。

　介護保険は個別の被保険者本人との契約です。しかし、じつは家族

[*1] 新宿区戸山ハイツ33号棟商店街のなかにある、医療や健康のよろず相談所。看護師が常駐し、電話や対面で相談に対応する。地域医療連携拠点として、2011年に開設。
[*2] 第3章　対談参照。p.128

もフォローしなくては救われない状態も多いのに，年齢や適用される制度の違いなどで，連携が横につながらず，縦割りの状況のまま進められることになります。

　地域包括ケアを一気に実現しようとすると，どこから手をつけてよいのやらとなって，各地の行政機関での医療・介護政策を企画提案する立場の方々もまた戸惑いを隠せないようです。

　地域で長い間，在宅ケアの一端を担う訪問看護や訪問介護を実践してきた者としては，考えを変えて取り組んでいかなければと思う部分もあり，しかしこれまでやってきたことをすべて否定されるものではない。自分たちがやってきたこと，やっていることが，どこに位置づけられるのかをきちんと意識すると，そのなかで，これからめざすべきこともみえてくる気がしています。

生きづらさを抱えた一家4人

　4年前に出会った，トオルさんと家族のことを紹介しましょう。

　トオルさんは40代の男性です。30代後半の弟・タカシさんは多動性がある自閉症で，人とのコミュニケーションがとれず，障害認定を受けながら，両親，とくに母親の強い庇護のもとで暮らしてきました。タカシさんは養護学校を卒業後，地域の作業所に通いながら，一定の規則的な日課はこなせる状態です。一家4人で暮らしていたのですが，精神的な大黒柱である母親が高熱で緊急入院し，蜂窩織炎から菌血症となり，あっという間に亡くなってしまいました。経済的な大黒柱である父親は，あまりに急なことにショックを受け，お通夜の席で脳梗塞を起こし，緊急搬送されます。

　このとき，タカシさんのほうは区の障害福祉課が緊急に動き，近県のある施設にショートステイし，その後は入所となりました。この間，兄であるトオルさんのとった行動は，あちこちの相談窓口に怒鳴り散らす口調で電話をかけ，尋ねて行った先では地団駄を踏んで声高

に何かを訴えるというもの。しかし，その主張はうまく伝わらずに終わり，多くの人々は「うちは関係ない」「よそへ行って」という対応をとりました。

ご近所のかかわりで，暮らしの保健室へ

いつも怒っているトオルさん，よく行く近所の喫茶店のママさんに「あそこに行ってみたら」と勧められたのが，暮らしの保健室でした（図1-1）。当初，トオルさんは暮らしの保健室でも怒鳴り散らしていました。「区役所にいくら言ってもらちが明かない」「ここなら何とかしてくれると喫茶店のママが言った」「自分はこれでも区会議員を知っているので，本当なら区役所のやつらを黙らせることだってできる！」といった内容です。

よくよく聞いて解きほぐしていくと，「頼りにしていた母親が病院に殺された（亡くなった）。親父も倒れて要支援になった」「弟は施設で何とかしてもらっている」「俺は2時間かけて仕事に行っている間も親父のことが気になってしょうがない。転んで倒れていたらどうしようと思う」「すべて俺に責任がかかるんだ，どうしてくれる？」。そして，「誰かにこの状態を肩代わりしてほしい」という訴えでした。

暮らしの保健室はオープンしたばかりのころでしたので，ご近所の情報にはまだ疎く，40年この地でお店を開いているお隣のお菓子屋さんにも話を聞いてみることに。すると……。

「あの家のことはよく知っているよ！　障がいの子を抱えて，お母さんは苦労して育てていたんだよ。あの子はコーラが好きでね，いつも散歩の最後はごほうびにうちの自動販売機でコーラを買うんだよ。だからね，あの子のために右上の端っこはコーラにして変えてないの。急にお母さんが亡くなって，お父さんも倒れちゃって，あの家もたいへんだね」。

地域のなかで，家族まるごとを継続的にみるためには？

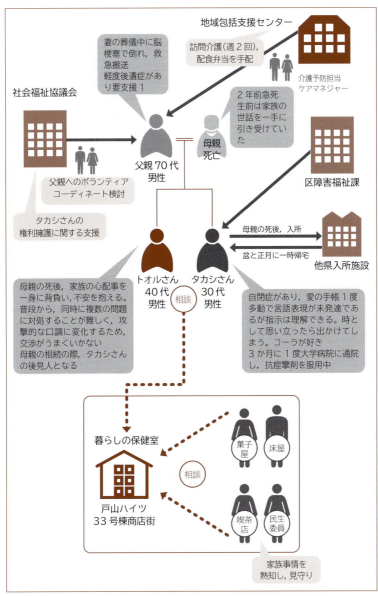

図 1-1　トオルさんの初回相談時の状況

地域ケア会議をきっかけに，職域を越えて自分にできることを考える

　お父さんは病院から退院するときに地域包括支援センター（高齢者総合相談センター）につながり，要支援の認定を受け，ケアマネジャーがついている様子。そこでケアマネジャーにも話を聞いてみることにしました。また，弟さんに対しては区役所の障害福祉課が動いている様子なので，問い合わせてみました。すると，困った相談を窓口で受けていたのは社会福祉協議会でもあったのです。ちょっとした困りごと相談ということで，トオルさんから頻回にかかる電話に対応していました。

　こういった情報を集めるなか，できたら具体的な地域のネットワークをつくれないものかと考えました。ちょうどお盆にかかるときに弟さんを一時帰宅させたいと思うお父さんの希望があったので，そのときにどんな資源が活用できるのかを聞きながら，介護の支援について，トオルさんを交えてきちんとした話し合いがもたれるように地域ケア会議を開くことにしたのです。

　事前にトオルさん抜きで関係者に集まってもらいました。集まってくださった方々には，トオルさんのことではできるだけ自分に火の粉がふりかからないように，お互いにけん制し合う姿勢がみえました。障害福祉課の方も，「なんで集まるのか？」と怪訝そうな表情です。

　はじめにトオルさんがどんなふうに，それぞれの窓口に訴えているのかをざっくばらんに話してもらいました。すると，みな，あの怒鳴り散らし，刃を向けるような言葉に傷ついていることがわかり，一瞬でまるで同志のような雰囲気になったのです。

　この経過のなかで，タカシさんに隠れて目立たなかったけれど，トオルさん自身にも発達障害が疑われ，彼も支援を受ける状態なのではないか？ということが話されました。お母さんが亡くなった時点で，

弟の後見人は兄であるトオルさんになりましたが、実質を担っているのは、軽い脳梗塞で多少の後遺症がある要支援状態のお父さんだという現実もわかってきました。

顔と顔を突き合わせた、ある種、地域ケア会議に該当するこの会議は、お互いの置かれている職域を越え、保身に終始した状態から、お互いにできることは何かを考え、トオルさん一家を「まるごと」とらえてのアプローチが始まるきっかけとなったのです。

ご近所さんから発信された SOS。インフォーマルな地域での互助の動きです。そこを、フォーマルサービスにつなげる役割が必要ですね。これぞ、まさしく地域包括ケア。それはこうして、まずトオルさん一家をまるごとみるところから始まりました。

今では、まったくの一人暮らしとなったトオルさん。障害認定を受けたあとに就労支援を受け、それなりに自立して暮らし、成年後見（保佐）で司法書士がついた状態で、とても穏やかに暮らし続けています。地域ケア会議は、その発端になったのです。

「暮らしの保健室は、トオルさん家族のためにできたようなものね」。これは、長らく地域で活動してきた社会福祉協議会のSさんのつぶやきです。

この事例の成功要因は？ 多職種で検討

この方は、最初に相談を受けてから、4年の歳月が経っていました（図1-2）。その過程でさまざまな課題が浮かび上がり、1つずつ対応していくなかで徐々にネットワークができてきました。地域包括ケアは医療だけでは完結できないということを、実感として学んだ事例でした。

第 1 章 ◉ 事例からみえる地域包括ケア

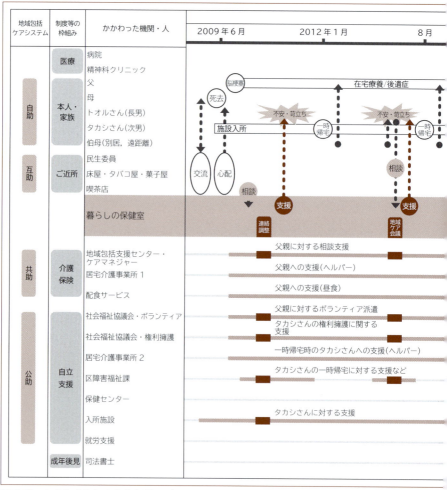

図 1-2　トオルさんとのかかわりのプロセス

視点❶ さまざまなサポートでも，足りないもの

秋山　最初の相談は，トオルさんから暮らしの保健室への電話で，弟のタカシさんの一時帰宅についてでした。

地域のなかで，家族まるごとを継続的にみるためには？

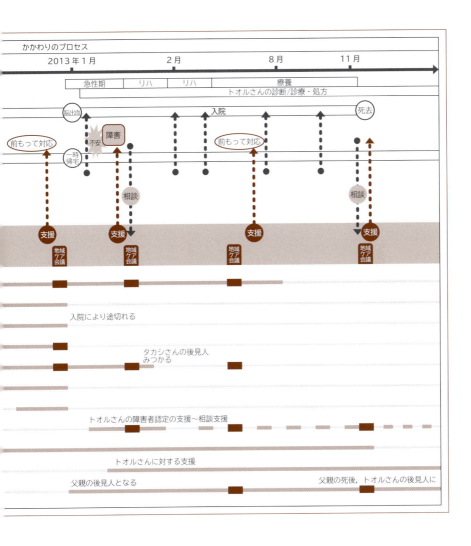

暮らしの保健室・看護師 「喫茶店のママから紹介されたんだけど！」とお電話がありました。第一声から，語気が荒かった記憶があります。

秋山 相談者で長男のトオルさんは，次男のタカシさんと一緒にこの

戸山ハイツで育ってきて，今もお父さんと一緒に住んでいるから，ご近所のみなさんはよく知っているんですよね。

暮らしの保健室・看護師　あとで聞いてみたら，民生委員さんもこのご家庭の事情をよくご存知で，ずっと見守ってきたそうです。商店街の床屋さんやお菓子屋さんも，トオルさん兄弟のことは昔から知っていると言っていました。

　最初の電話のとき，トオルさんは怒りが伝わってくる声で，こんなお話でした。自閉症（愛の手帳[*3]1度）で他県の施設に入所している弟が，お盆にかけて1週間帰省する。自分は隣県に通勤して仕事をしているので，帰省している1週間の昼間は，要支援1の父親と自閉症の弟が2人きりになってしまう。「でも，親父はあてにならない」と。だから障がい者の世話をしてくれるサービスを紹介してもらおうと，相談できそうな行政窓口に端から問い合わせてみたけれど，どこも相談にのってくれない。どうしていいかわからない，と。

秋山　「誰も，何もしてくれない」と思っている。そのことへの怒りをまず表明されていたんですね。

暮らしの保健室・看護師　「それでは詳しいお話をうかがいに，お部屋にお邪魔しますね」といったんその電話を切って，区の社会福祉協議会（社協）に電話をして状況を聞いてみたところ，「そのご家庭のことは把握しているが，個人情報なので詳細は答えられない」とのことでした。それもそうだと，ご自宅にうかがってトオルさんから詳細をうかがったうえで，トオルさんから社協に電話してもらい，その電話を代わってもらって，社協から話を聞くことができました。

社協・権利擁護担当者　もともと社協では，タカシさんの権利擁護事業として，各種手続きと書類の作成などの支援を行っていました。ま

[*3]　東京都福祉保健局が発行する療育手帳。知的障がいの程度によって，1～4度に分類される。

た，そのときはトオルさんからの相談を受けて，タカシさんの一時帰宅中のボランティアコーディネートを検討していました。
暮らしの保健室・看護師　また，トオルさんのお話から，地域包括支援センターのケアマネジャーさんがお父さんの介護予防にかかわっていることがわかりました。
地域包括支援センター・ケアマネジャー　お父さんは要支援1で，週2回の訪問介護と平日の配食サービスを利用されていました。
暮らしの保健室・看護師　それから区の障害福祉課にも，タカシさんが施設入所する際など相談にのってもらったということでした。
秋山　タカシさんの権利擁護事業と，お父さんの介護保険の介護予防事業として，①社会福祉協議会，②地域包括支援センター，③障害福祉課という3つの機関がかかわっていることがみえてきました。トオルさんは「何もしてくれない！」と怒っていたけれど，この時点でも，それぞれの担当者がそれぞれの役割を果たしていた（図1-2）。

視点❷トオルさんに本当に必要なサポートとは？

暮らしの保健室・看護師　トオルさんが望んでいたのは，「障がい者の世話をしてくれるサービス」でしたが，どの担当者の対応にも，何か違うと感じられたようです。
　そこで，タカシさんの一時帰宅中の1週間は，「暮らしの保健室から毎日1回，午後に経口補水液をもって安否確認に行き，状況を仕事先のトオルさんにメールで報告する」ということにしたのです。トオルさんは安心したようで，ようやく少し落ち着いて話ができるようになりました。
秋山　それまでは，ずっと怒って怒鳴っていたのですね。トオルさんはどこの窓口でもそんな様子でしたか？
地域包括支援センター・ケアマネジャー　はい。
社協・権利擁護担当者　電話で話すことが多かったですが，だいたい

怒鳴られてました。

暮らしの保健室・看護師　トオルさんは「怒ったり怒鳴ったりしないと，人が動かない」と思い込んでいるようでした。

　結局，一時帰宅中は，ヘルパーの支援を増やすことと，暮らしの保健室からの1日1回の安否確認訪問で何事もなく過ぎ，施設に戻る日には，お父さん，トオルさん，タカシさんの3人で，暮らしの保健室にお礼に来てくれました。

秋山　それからタカシさんが施設に戻ったあとに，トオルさんから詳細を報告したメールが，暮らしの保健室に届きました。返信をするとさらに「弟のことも，父親の世話もきつい，たいへんだ」というメールが来ます。返信をすると，それからもトオルさんからメールが来ては，「一人で家にいる父親のことが心配だから，ちょくちょく様子をみに行ってほしい。ほかのところは何もしてくれない！」など訴えが続きます。

暮らしの保健室・看護師　でも，お父さんがお一人のときに訪問すると，トオルさんが心配するほど自立していない様子ではないのです。

秋山　最初は弟のタカシさんが「心配」，タカシさんが施設に戻ったら日中独居のお父さんが「心配」。でも，2人とも実際に何かがあるわけではない。トオルさんのなかで「心配」が生み出されて，そのためにどうしたらいいのかわからなくなっていたのですね。

暮らしの保健室・看護師　だから私たちは，お父さんに暮らしの保健室への来所を促しつつ，トオルさんからメールが来るたびに励ましの返信をし，心理的サポートをしていくことにしたのです。

視点❸地域ケア会議で，さまざまな支援がつながり，補い合う

秋山　年末になり，お正月に予定されているタカシさんの一時帰宅が，再びトオルさんの「困りごと」として浮き上がってきました。これは心理的サポートだけでは解決できませんから，地域包括支援セン

地域のなかで，家族まるごとを継続的にみるためには？

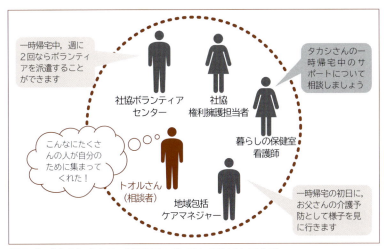

図1-3 「タカシさんの一時帰宅について」の地域ケア会議

ターに連絡をとり，再び地域ケア会議を開催してもらうことにしました。テーマは「タカシさんの一時帰宅について」，場所は，暮らしの保健室です（図1-3）。

暮らしの保健室・看護師 社協のボランティアセンターの担当者と権利擁護事業の担当者，地域包括支援センターのケアマネジャーが参加してくれました。それまで「個人情報だから」と開示されなかった情報も，トオルさん同席のもと，共有することができました。

社協・権利擁護担当者 ここではじめて，お父さんが介護保険を利用されていることを知りました。それまでは，トオルさんから「親父はだめなんだ」と聞いているだけで，お父さんがどんな状態で，どんな介護保険サービスを受けているのかもわからなかったのです。

地域包括支援センター・ケアマネジャー 私も，次男のタカシさんが自閉症であることなど，なんとなく聞いていた……という程度でした。担当者が誰かもわからなかったし，どんな支援が入っているのかも知らなかった。知る必要性を感じていなかったというのが，正直な

13

ところかもしれません。

秋山 トオルさん家族にかかわる関係者が一堂に会する場が用意できたのは，とてもよかったですよね。トオルさんに関する気持ちと情報を共有し，それぞれの顔がみえ，何をしているかがみえ，同時に，何が足りていないのかもみえました。だからこそ，その足りないところに，自分の立場なら何ができるかを考えるきっかけになったのではないでしょうか。

　トオルさんが望むようなサポートは，介護保険や権利擁護事業などでは難しく，制度の狭間にいる状態といえるでしょう。狭間をつなぐにはネットワークが必要で，その始まりが，この地域ケア会議だったと思います。

暮らしの保健室・看護師 トオルさんも，「これだけの人が自分のために集まってくれた」ということがうれしかったようです。会議中は怒鳴ることもなく，話をすることができました。

秋山 このあともトオルさんの訴えは続き，お父さんの介護保険更新前のタイミングで「トオルさんを支援するためには」というテーマで，同じメンバーで次の地域ケア会議を開催しています。

視点❹障がいによる生きづらさを抱える人をどうささえるか

暮らしの保健室・看護師 そのあと，お父さんは暮らしの保健室に定期的にやってきて，パソコンを習うようになりました。お話するうちに，タカシさんの相続や権利擁護の手続，ご近所との付き合いなどを，トオルさんではなく，お父さんが主にしていたことがわかりました。トオルさんは「親父はあてにならない」と言っていたけれど，実際には，お父さんがトオルさんをささえていたんです。

秋山 そんななか，お父さんが脳出血を起こして救急搬送され，トオルさんの不安が高まるなか，再度地域ケア会議を開催しました。今回は，暮らしの保健室から看護師とカウンセラー，社協権利擁護担当

者，障害福祉課，地域包括支援センターのケアマネジャー，居宅介護ヘルパーの6人で開きました。

　じつはこの会議は，医療依存度が高まったお父さんのケアとともに，トオルさんへの医療介入を検討することが目的でした。トオルさんがコミュニケーションに問題を抱えていること，同時に複数のことを考えなければいけないときにパニックに陥って怒鳴ってしまうことなどは，しばしば関係者の間で話題に上っていたのです。

暮らしの保健室・看護師　会議の結果，地域の保健センターに相談することにし，暮らしの保健室でトオルさんと地区担当保健師の面談を行いました。この保健師の勧めでトオルさんは精神科クリニックを受診し，軽度知的障害と精神障害と診断されました。これをきっかけに，隣県での仕事を辞め，近隣の就労移行支援事業所に通うことになりました。

秋山　ここで，保健師を交えた地域ケア会議を開きます。このころには，各機関が互いに連絡を取り合い，相談し合うネットワークができていました(図1-4)。

暮らしの保健室・看護師　このあと，お父さんの入院に伴う伯母さんなどの親戚とのかかわりや，お父さんが亡くなられたあとの生活支援など，トオルさんはたびたび暮らしの保健室に相談に来られました。障がい者支援の枠組みにのることができたので，担当の保健師が決まり，成年後見制度の保佐[*4]として司法書士にも入ってもらい，就労支援が終わったあと，障がい者枠での就職も決まりました。

秋山　トオルさんからは，たとえばどんな相談がありましたか？

暮らしの保健室・看護師　お父さんの葬儀のことや遺品の整理につい

[*4] 障がいや病気などで判断能力が不十分になった人(本人)に対して，家庭裁判所が「支援する人」を指名し，本人の社会生活を支援する制度。本人の判断能力の状態によって支援する人の権限が変わり，権限の大きさによって「後見」「保佐」「補助」の3つの種類がある。

第1章 事例からみえる地域包括ケア

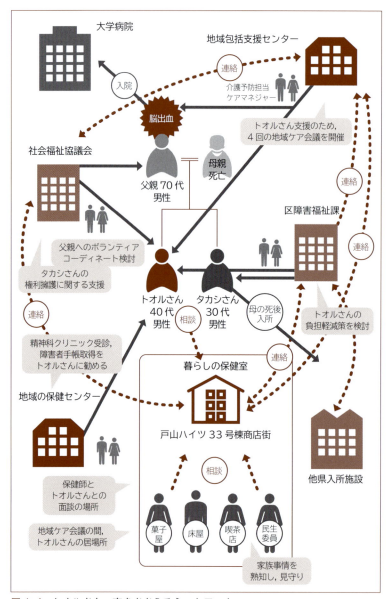

図1-4 トオルさん一家をささえるネットワーク

て，生活費の心配などです。郵便受けにチラシがいっぱいになってしまったけど，どれが大事なものかわからないというものもありました。それから，ご近所さんから「地域のごみ捨て場の掃除当番を分担してほしいけど，当番が回ってきたことに気づいてもらえない」という相談もありました。

秋山　就労については就労支援コーディネーターが，健康問題については保健師が，契約などは司法書士が担っている。でも，暮らしに必要な生活支援はどこもやっていない。だから，暮らしの保健室に来るのですね。

暮らしの保健室・看護師　そうなんでしょうね。それに，たとえば就労支援などは，就労につながったら，そこでコーディネーターの役割は終わります。どの機関も，担当者が変わったり，環境が変わったりということは起こりえます。

秋山　そういった移行期や，年齢が上がったりして医療が必要になったとき，それからトオルさんのようにこれまでケアしてくれていた両親が亡くなったときなどは，やはり不安定になりやすい。そんなときこそ，これまでつくってきたネットワークが生きてきます。公的機関だけではない，切れ目のないセーフティネットがあるといいですね。本来なら，職場の同僚や，友人，ご近所で担えるといい役割かもしれません。

　トオルさんは，ご近所の人が見守ってくれてはいるけれど，直接声かけしたりすることには及び腰になっている。そうしたときに「つなぐ役割」として暮らしの保健室を活用してもらえたのはよかったと思います。さらに，本人の自立をささえることも含めた非公式のネットワークが地域にあったのは心強いことですね。

Current Topics

看護小規模多機能型居宅介護(看多機)

　24時間・365日の「訪問看護」と「通い(デイサービス)」「泊まり」「訪問介護」を同一事業所で提供する,介護保険のサービスです。本書では,略して「看多機」と呼んでいます。
　医療保険の訪問看護とも組み合わせて利用できることから,とくに,医療依存度の高い方,状態が不安定で柔軟な対応が必要な方,看取り期の方などへの対応に有効です。また,訪問・通い・泊まりのどのサービスでも同じスタッフが対応できることから,新しい人・環境を受け入れにくくなっている認知症の方にも適しています。

- **在宅での暮らしをささえる役割**

　看多機は2012年4月に「複合型サービス」という名称で始まりましたが,2015年の介護報酬改定において「看護小規模多機能型居宅介護」と名称変更されました。
　おもに下記のようなニーズに応えることを期待して創設された制度です。

　・退院直後の在宅生活へのスムーズな移行
　・がん末期等の看取り期,病状不安定期における在宅生活

の継続
　・家族に対するレスパイトケア，相談対応による負担軽減
・**住み慣れた地域でスモールサイズのケア**
　「地域密着型サービス」のひとつであるため，各市区町村がその実情に合わせて事業者指定を行い，その市区町村・地域に住む方が利用できます。
　看多機の登録定員は29名以下（通い定員18名以下，宿泊定員9名以下）ですが，訪問看護ステーションを併設していれば，登録者以外の地域の方にも訪問看護を行うことが可能です。
・**看護の目で暮らしをささえる**
　看多機には，常勤の保健師または看護師がいること，常勤換算2.5名以上の看護職員がいること，専従の介護支援専門員（ケアマネジャー）がいることが義務づけられています。
　これにより，利用者さんの暮らしのなかにある回復・重度化予防のポイントやリハビリの必要性などを，見逃すことなくケアすることができます。さらに，状態が不安定であっても，看護師と専従のケアマネジャーが柔軟にケアプランを組み変えて対応します。

退院後，
望む療養生活のために
必要なものは？

「特養に戻るには胃ろうを造設しなければ」？

「入院中の夫のことで……」と，医療や健康のよろず相談所「暮らしの保健室」に電話が入りました。ご主人は特別養護老人ホーム（特養）に入居していますが，発熱をくり返して入院中です。

医師から「特養に戻るには，胃ろうを造設しなければいけない」と言われた。でも，もともとは在宅療養を望んでいる。病院から特養ではなく，自宅へ戻ってこられないものか。

そんな悩みをもつ妻，ヒロミさんからの相談でした。

夫婦の5年間の経緯

ヒロミさんと夫のタケオさんは10歳近く年齢が離れており，お子さんはいません。80代のタケオさんは，5年前からもの忘れがひどくなり，専門医を受診。アリセプト®（ドネペジル）の服薬が開始されましたが，かえって興奮してしまい，漢方薬に変えた経緯があります。

それから2年後，妄想症状がひどくなり，家族に対する暴言・暴力などがエスカレートしたため，片道2時間かかるO市にある精神

科に保護入院。向精神薬を中心に，鎮静効果の強い薬が多量に使われるようになりました。

その後，薬の効果で落ち着いたタケオさんは，精神科病院から，同じO市内にある介護老人保健施設（老健）に移りました。その間，ヒロミさんは往復4時間をかけ，1日おきに通っていたといいます。

タケオさんが暴力的になっていたときも，ヒロミさんは地域包括支援センターなどに相談し，「できれば自宅での療養を」と話し続けていました。「家の近く，せめて同じ区内の特養に入所できたら」。ヒロミさんは地域包括支援センターから情報をもらい，自宅のある区内の特養に申し込みました。順番を待つこと2年，昨年12月，新設の特養にようやく入所することができました。

特養に移ったころのタケオさんは四肢関節の拘縮が進み，飲んでいる薬の鎮静効果が持続しているために嚥下機能も低下していました。O市から長時間かけて移送されてきた負担からか，入所後すぐに発熱し，近隣のM病院に入院。右下肢蜂窩織炎という診断で，抗菌薬治療を受けました。

無事に特養に戻れたのですが，それもつかの間，再び発熱。慣れていない特養では病院に送らざるをえない状況となり，同じM病院に再搬送。発熱状態でますます嚥下機能が落ち，点滴で水分・栄養補給が行われるようになりました。

特養に戻るには点滴が必要な状態では難しいからと，「当然のこと」のように胃ろう造設を勧められた——そんなこれまでの長い経過を，ヒロミさんが話してくれました。

看多機の泊まり，通い，訪問で自宅退院を準備

電話相談のあと，ヒロミさんは暮らしの保健室にやってきました。電話では話せなかった詳しい経過，タケオさん本人が「胃ろうをつくりたくない」と元気なときに言っていたこと，「保護入院はやむを得

ない状況だったけれど，できれば在宅で夫をみたい」というヒロミさんの思い。「妻の私からみると，自分が介助をすればむせずに口から食べられると思うのです」と切々と話されます。

相談にのった暮らしの保健室の看護師は，そうしたヒロミさんの心情も含めて話をよく聞き，病院の医師が胃ろうを勧める理由や在宅医療・介護の仕組みを説明しました。

そして，病院でも施設でもなく，自宅へ帰るための準備ができる場所として，看護小規模多機能型居宅介護事業所[*5]（以下，看多機）「坂町ミモザの家」[*6] を紹介しました。看多機なら，泊まり，通い，訪問看護・介護を，その人の状態に合わせて柔軟に組み合わせて使うことができます。ちょうど，ヒロミさん・タケオさん宅の近くにできたところでした。

するとヒロミさんはすぐに看多機に電話し，翌日には相談に訪れたそうです。ヒロミさんの思いを聞いた看多機の管理者（看護師）とケアマネジャーは，さっそく病院のケースワーカーに連絡をとり，入院中のタケオさんに会いに行きました。

その後，かかりつけ医になる地域の医師と相談したり，福祉用具の手配をしたりしながら退院調整を進め，とうとうタケオさんは胃ろうなしの状態で4年ぶりに自宅に帰ることに。ただ，「すぐに自宅へ」直行ではなく，まずは看多機の泊まりを利用して，看護師がタケオさんの全身状態を看ながら，ヒロミさんとともに介護の方法を工夫することになりました。

入院先から自宅まで30分弱の移送時間でしたが，タケオさんはこのあとも発熱傾向がみられました。かかりつけ医に相談し，まずはこの熱型をみようとゼリー状の経口補水液を利用。それとともにクーリ

[*5] 2012年介護報酬改定で新設された地域密着型サービスのひとつ。もともとは複合型サービスという名称だったが，2015年に改称された。詳しくはp.18。
[*6] 2015年に開設した。暮らしの保健室と同じ区内にある。詳しくはp.58。

ングを十分に行うと，熱はあっという間に下がっていきます。

看護師の気づきで発熱原因が判明，薬の見直しから発語も

　看多機に移ってきたあと，かかりつけ医の指示のもと，多量に投与されていた鎮静作用の強い向精神薬を止め，抗てんかん薬のみに絞って様子をみることにしました。驚くことに，5年前の精神科病院での処方が見直されないまま老健に引き継がれ，さらに新設の特養にも申し送られていたのです。

　すると，感情失禁はみられたものの，まったく発語のなかったタケオさんに変化がありました。一生懸命何か話そうとし，ヒロミさんの顔をみるとうれしそうに表情が和らぎ，看護師やヘルパーの話もしっかり受け止めようと注視する。しかも声かけに沿って咳をしたり，たんを出そうと試みることができ，それがうまくいくこともあるとわかってきたのです。

　さらに，嚥下困難食を工夫してつくりさえすれば，おいしそうに飲み込めることもわかりました。ただ，むせることがあるので注意を要します。そこで，理学療法士は拘縮した関節の緊張をとりつつ，機能訓練を少しずつ始めました。

　とくに着目したいのは「発熱の原因が感染ではなく，自律神経系の障がいによる症状のひとつではないか」と，看多機の看護師が気づいたことです。

　看護師は，脊髄損傷の方を長期にケアしている経験から，タケオさんに排便ケアのあとで冷や汗がみられたり，血圧の変動があったり，入浴後に体温が急に上がったりしてもクーリングで改善したりすることなどに注目し，一連の症状の発現を総合的にとらえました。そして，「タケオさんの症状発現が脊髄損傷の方に似ている」とかかりつけ医に報告。かかりつけ医は，それをふまえて診察したところ，長期

の向精神薬の影響からか，パーキンソニズムがあることも観察され，メネシット®の投与が始まりました。するとタケオさんの身体の緊張は，少しずつ和らいでいきました。

通いと泊まりで夫婦の在宅生活は順調

いまタケオさんは，看多機で週3日の通いと，月2回の泊まりを利用しています。タケオさんは，骨格がしっかりした体格のよい方です。訪問看護師は，タケオさんの車いすへの移乗，おむつ交換，口腔ケアなど日常の介護方法を，ヒロミさんと一緒に練習し，在宅生活が順調に経過して3か月が経ちます。

当初は言葉が出なかったものの，ケアをするなかで，歌なら歌えるというれしい発見もありました。写真家だったタケオさんは，庭に咲く花の色や料理の彩りに目を留めることもあります。愛妻家で，ヒロミさんの名前が出ると泣き顔になってしまうことも。

いきいきと在宅介護に励むヒロミさんの姿をみると，看多機「坂町ミモザの家」ができてよかったと，私もしみじみ思います。

この事例の成功要因は？　多職種で検討

タケオさんとヒロミさんの事例を，地域の多職種で行っている事例検討会で取り上げました。かかわった医療と健康のよろず相談所「暮らしの保健室」の看護師や，看多機「坂町ミモザの家」の看護師とケアマネジャーなども参加し，自分の言葉で，この事例をふりかえって，成功要因を検討していきます。再現しましょう。

視点❶家族が判断できるよう選択肢を増やす──特養・在宅・看多機

秋山　暮らしの保健室で相談を受けたときは，どんな状況だったのですか？

退院後，望む療養生活のために必要なものは？

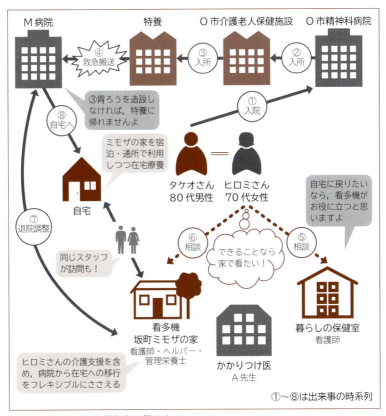

図 1-5　タケオさんが自宅に帰るまで

暮らしの保健室・看護師　電話では，ヒロミさんは胃ろうの提案に戸惑い，自宅で介護したいという思いはもちつつも，あきらめかけているようでした（図 1-5）。そのあと来所されたときに，以前，タケオさんが元気だったころに本人が「胃ろうをつくりたくない」という意思を口にしていたこと，妻である自分からみても，夫は口から食べられると思うということを聞きました。

秋山　病院の医師から，本人の意思や自分の思いに反することを提案された，しかもほかに選択肢がない状況で，たった一人のご家族であ

25

るヒロミさんは板挟みになっていたんですね。

暮らしの保健室・看護師　だからまず，病院の医師が胃ろうを勧めた意図や背景を考えてお話ししました。「病院の医師は，自宅に帰ることを想定せずに，特養に戻ることだけを前提にお話しされたのだと思いますよ。タケオさんが戻る特養では，点滴に対応したり，飲み込みにくい方の食事介助を安全に行うことが難しいので，必要な栄養をとるためには胃ろうをつくるしかないと考えたのではないでしょうか」と。

そのうえで，「でもヒロミさんは，胃ろうはつくりたくないとお考えなのですね」と水を向けると，「そうなんです。特養にはあまりよい印象がなく，あそこに戻ること自体躊躇しています。在宅でも療養できると，友人でもあるケアマネジャーに聞きましたが，そのためにどうしたらよいかわからなくて……。できるならば，私は自宅で夫をみたいのです」と話されました。そこで在宅医療・介護の考え方や仕組みについて情報提供し，いろいろなサービスを使えば，特養だけでなく在宅療養も選択肢に入れることができるとお伝えしました。

秋山　思いを受け止めるとともに，ご自分で考えるために必要な情報を提供することで，選択肢を増やしたのですね。その選択肢のひとつとして，看多機を挙げたのはどうしてでしょう？

暮らしの保健室・看護師　タケオさんの状態が不安定なので，医療の対応ができる看護師の目がつねにあることが必要だと思いました。それに，いずれは在宅でと考えているなら，そのためのリハビリテーションや介護の練習が必要になりますし，ご自宅に帰られたあとに訪問や通所サービスにつなげることもスムーズになるので，ご自宅近くにできていた看多機「坂町ミモザの家」をご紹介しました。

秋山　そうしたら，ヒロミさんはご自分でミモザの家に連絡し，相談に行かれたのですね。ご自分で考え，行動することにつながった相談対応でしたね。

視点❷関係者が「退院しても大丈夫」と思える準備は？

秋山 ヒロミさんからの連絡を受けて，看多機「坂町ミモザの家」の看護師とケアマネジャーの2人で，まず，入院中のタケオさんに会いに行きました。これは，どうしてですか？

看多機・看護師 ヒロミさんからタケオさんの状態は聞きましたし，「妻の私が介護すれば，口から食べられると思うのです」という発言もありました。

　そのうえで，これからのことを考えるには，タケオさんがどんな状態なのか，まず自分たちの目でみる必要があると考えたからです。ケアマネジャーと一緒に行ったのは，そのほうがスピーディーに対応できるから……。看多機ではケアプランを柔軟に考えられるので，多職種の目でみたいという気持ちもありました。

秋山 それから在宅生活の準備をしつつ退院調整を進め，ヒロミさんから相談を受けた翌月には，タケオさんは胃ろうなしで退院しました。病院の医師は，胃ろうをつくらないで退院することにすぐに賛成されたのでしょうか？

看多機・ケアマネジャー ご家族が特養ではなく在宅療養を望んでいることを病院のケースワーカーさんにお伝えし，退院調整会議を開いてもらいました。かかりつけ医を引き受けてくれたA先生にも会議に参加してもらいました。

　その場で，ケアプランや在宅療養に向けて進めている準備を説明したうえで，A先生からも病院の主治医に説明してもらったところ，病院の医師は納得してくれました。退院してすぐご自宅に戻るのではなく，看護師が常駐している看多機に泊まるということも，安心感につながったと思います。

秋山 病院の立場としては，「この患者さんは，退院しても大丈夫」と判断できる状況でないと退院させられない。在宅チームが結成され

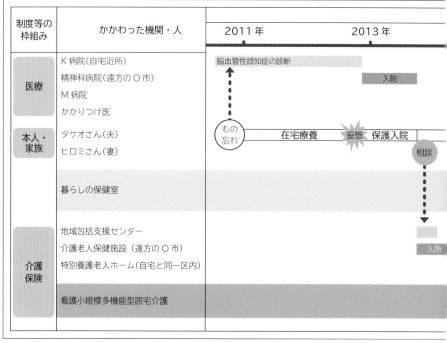

図1-6　タケオさん・ヒロミさん夫婦とのかかわりのプロセス

ていて，退院後の環境が整っていることを，退院調整のなかでしっかり病院に伝えていくことが大切なのですね(図1-6)。

視点❸何がタケオさんの劇的な回復につながったのか？

秋山　退院後，タケオさんは劇的ともいえる回復をしています。
看多機・看護師　それはやはり，かかりつけ医に薬を見直していただいたことが大きかったと思います。
かかりつけ医　精神科病院に保護入院となったときのまま4年間，薬の見直しがされていなかったのです。今回退院したときのタケオさんには，当初はあった暴言や暴力がないことは明らかでしたから，多量だった向精神薬を絞って様子をみることにしました。その後，看多

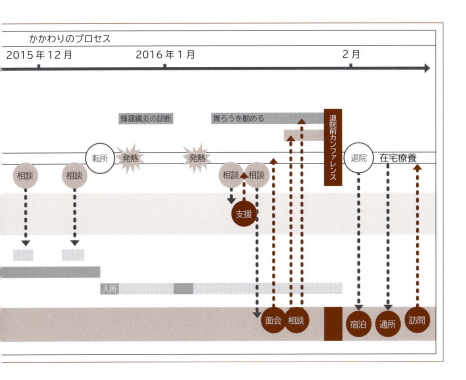

機の看護師さんが「タケオさんの症状発現が脊髄損傷の方に似ている」と気づいてくれて,再度診察してパーキンソニズムもみつかったため,メネシット®にしたのです。これがよかったのですね。

看多機・看護師　タケオさんはミモザの家を泊まりで利用されていたので,訪問看護のようにスポット的ではなく,日常のあらゆる場面で継続的に観察することができたから気づいたのだと思います。ヘルパーはもちろん,管理栄養士や理学療法士もかかわっていて,多職種のかかわりの成果や気づきを共有していたことも大きかったです。

秋山　看護の目で生活をみることの大切さや,多職種で面的にかかわることの大きな効果がわかるエピソードですね。

視点❹条件さえ整えば家で過ごせる人が，もっといるのでは？

秋山　この事例からみえてくるのは，いろいろな理由から「家に帰れるわけがない」と思われている人でも，条件さえ整えば在宅療養が可能なのではないか……ということです。

　その条件とは，たとえば，ご本人やご家族の思いを引き出して適切な対応ができる相談窓口があること，ご自分の思いに沿って判断できるように必要な情報が提供されていること，重症の方や不安定な方をみられる看多機のような場所が近所にあること，医師を含めた多職種のチームがスピーディーに，柔軟に対応することなど。

　今回の事例ではそのような条件を整えられたからこそ，ご本人もご家族もいきいきと過ごせる在宅療養が実現したのだと思います。たぶん，同じような方は，どの地域にもいるのではないでしょうか。

　今日の事例検討会に参加のみなさんは，どう思われましたか。

地域包括支援センター・ケアマネジャー　看多機って，名前を聞いたことがあるくらいでしたが，こんなふうに使えるのだとはじめてわかりました。相談窓口を含めて，地域資源が年々増えているのですね。

病院・退院支援看護師　私の病院でも退院支援には力を入れていて，入院したときから在宅に帰ることを意識した看護を行っています。でも，看多機のことはほとんど知りませんでした。病院のなかでがんばっているつもりでも，病院のなかしか知らないと近視眼的になってしまうこともあるかもしれませんね。自分をふりかえりたいと思います。

歯科医　事例に出てくる人たちがこうして話をしてくれたこともあって，こういう事例に出会ったときに自分だったらどうするかと「自分事」として考えましたね。

保健センター・保健師　私も，その人，その家族の気持ちに向き合えているだろうかと，普段の自分をふりかえってしまいました。

病院・病棟看護師 これまでは,「退院したらそこで看護は終わり」と無意識に思っていた気がします。でもこの事例を聞いて,在宅療養のイメージがわいてきました。

老健施設・社会福祉士 私は施設に勤めているので,在宅の現場にいる方のお話を直接聞くことができたこと自体,とても勉強になりました。

秋山 1つの事例について,いろいろな職種が一堂に会して,こうして話し合うと意外な気づきがあったりします。今日の事例検討から,みなさんがいま担当されているケースのヒントを持ち帰っていただけたらうれしいです。

Current Topics

地域包括ケアの土壌をつくる
「フラットな事例検討会」の開き方

　暮らしの保健室では，多職種連携の具体的な実践として，月1回「勉強会」と名づけた事例検討会を行ってきました。

〈企画準備〉

目的	在宅医療連携がスムーズに行えるよう，医療・介護を問わず多職種が一堂に会し，顔のみえる，フラットな関係になれること
対象	地域で活動する医師・歯科医師・薬剤師・看護師（病院の退院調整・在宅）・理学療法士・作業療法士・ケアマネジャー・介護職・ケースワーカー・保健師・行政職員・住まい関連職（UR等）・メディア・研究者・社会福祉士・教育関係者，時に事例に関係する民生委員・ボランティア等も含む
広報	テーマ・開催場所・時間・連絡先を明記した案内を作り，FAX，メール，電話等で，2週間前には広報。チラシには申込欄を設ける。事前に申込者リストを作成し，大まかな参加人数を把握しておく
場所の設定	暮らしの保健室の収容人数は最大40人。テーマによっては拡大版を企画し広い会場を準備することもある
内容の選定（事例）	実際の相談事例（できるだけ多職種，多機関がかかわった事例）から，さまざまな発展がみえるもの。病院・在宅関係者の双方が興味をそそられる内容を含んでいるもの。ご家族の承諾を得ることと，可能であれば当日は参加してもらうこと
可視化の工夫	①事例の展開にあたり，その経過（プロセス）を担当者からよく聞き取る。 ②事例の展開をわかりやすく説明した文章と図示をセットした資料，そしてアンケート用紙を人数分準備する。

実践事例をもとに，しっかりとふりかえり（リフレクション）を行い，職種を越えて共通言語が育つように，できるだけわかりやすく解説を加えながら，みなで検討していく，この積み重ねから，地域で在宅ケアにかかわる職種間にフラットな関係が築きあげられていく手応えを感じています。

　事例検討を通して，何がこの事例でよかったのか，悪かったのか，お互いを非難する「悪者(わるもの)さがし」ではなく，改善していけるところはどこなのかを，多面的に討議をすることで，「結果がよかった」ということのみで終わらせない，多くの気づきが得られる発展的な学びの場となります。

　実践の場から得られるこのような手応えは，お互いを理解し合える絶好の機会となります。

　事例検討会を開くときの企画準備と当日の運営について表にしてみました。参考にしていただければうれしいです。

〈当日の運営〉

会場準備	車座になれるように椅子を並べる（フラットな関係でのディスカッションをめざす）。簡単なお茶・お菓子の用意（雰囲気がなごむ）
司会・進行	準備した事例をもとに簡単な説明をする。 ・なぜ，この事例を取り上げているか？ ・なぜ，ふりかえることが重要なのか？ 説明の途中で，かかわった人に意見や補足説明を求める。大事なのは，どのような話し合いになろうとも，かかわった人を非難するのではなく，多角的に情報が集められ，事例が立体的にみえてくるようにファシリテーターが支援すること（第1章の事例検討を参照）
まとめ	職位や資格等を問わずできるだけ参加者にひと言ずつ意見・感想を述べてもらう
終了後	資料は終了後に回収。アンケートの回収は後日でも可

第 2 章

地域をつなぎ,ささえる居場所

　地域のなかで人々の暮らしをささえるには,さまざまな人々や機関をつなぐ何かが必要です。地域包括ケアの入り口となり,ハブ（連携拠点）となる場所が地域になかったなら,現場でみんなでつくりだしていくこともできます。

　本章では訪問看護から発展していった「暮らしの保健室」「マギーズ東京」「看護小規模多機能型居宅介護・坂町ミモザの家」という 3 つの例を紹介します。

人をつなぐ
地域包括ケアの入り口
「暮らしの保健室」
―― 予約なし・無料の医療よろず相談所

「暮らしの保健室」は，2011年7月にオープンしました。以来，まちの人が大勢訪れ，地域の医療福祉専門家の勉強会を継続し，マスコミの取材も受けています。全国各地から見学者があり，その地域に合った保健室がつぎつぎに生まれています。

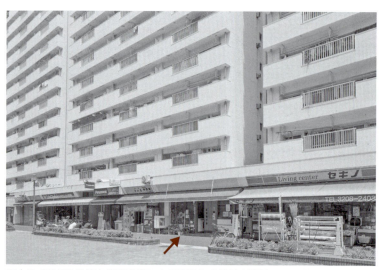

戸山ハイツ33号棟1階商店街にある暮らしの保健室遠景　　（撮影：神保康子）

高齢化する団地の一角,商店街の空き店舗をお借りして

　わが白十字訪問看護ステーションがある新宿区には,「戸山ハイツ」という,とても大きな団地があります。ここは1968〜1976（昭和43〜51）年に建設され,総戸数3,000,高層（エレベーターあり）から低層（エレベーターなし5階建て）まで35棟,約6,000人が暮らしていて,高齢化が急速に進んでいます。

　高齢化率が50%以上となると,その地域は「限界集落」と呼ばれます。新宿区全体の高齢化率は20%以下なのに,戸山ハイツのある戸山2丁目に限ると52.5%（2016年3月現在）。まさに,都会の真ん中の限界集落といえるでしょう。

　その戸山ハイツの33号棟1階は商店街になっていて,八百屋さん,肉屋さん,雑貨屋さん,クリーニング屋さんなどが並んでいます。中ほどに,シャッターが下りたまま,10年来営業していない本屋さんがありました。2010年11月に私たちが市民向けシンポジウム「この町で健やかに暮らし,安心して逝くために」を開いたとき,この空き店舗のオーナーが参加されていました。その方が「がんの相談窓口をつくりたい」という秋山の願いを聞き,「安く貸してもいいですよ」と言ってくださったのです。

　戸山ハイツは地下鉄の駅から歩いて4,5分,近くには国立国際医療研究センター,東京女子医科大学病院,JCHO東京山手メディカルセンター（旧 社会保険中央総合病院）,JCHO東京新宿メディカルセンター（旧 東京厚生年金病院）など,大きな病院があります。ここに相談窓口をつくったら,団地に暮らす人たちはもちろんのこと,近隣の病院を受診する方々にもふらりと寄っていただけるのではないかと考え,このお申し出をありがたくお受けすることにしました。

　まずは改修費が必要です。相談は無料にしたいので,運営費も必要です。英国の「マギーズ・キャンサー・ケアリング・センター」から

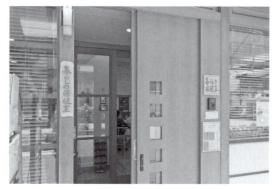

(撮影：神保康子)

ヒントを得て活動したいというイメージを正確に伝える文書を書き，英国のがん専門看護師マクミランナース[*1]の事務所の写真を添えて，お願いに歩きました。「団地の保健室」兼「マギーズジャパン準備室」を実現させるための活動開始です。

敷居の低い，身近な相談所が必須

タイミングよく，厚生労働省の新規事業「在宅医療連携拠点」[*2]モデル事業が募集を受け付けていたので，すぐ応募しました。

応募の計画書に書いたのは，高齢者は，在宅医療やがん治療等に関する情報不足状態であり，既存の機関では敷居が高すぎて利用しにくく，身近なところで「予約も受け付けもなしにふらりと寄れる drop in」型の情報発信場所が必要であること。また，この地区は急性期医療が充実して安心ですが，ともすれば在宅医療を視野に入れた地域連

[*1] 英国のマクミラン・キャンサー・サポートというチャリティ団体に所属する看護師で，緩和ケアや腫瘍学の専門知識をもつ。がん患者の疼痛管理，症状管理，精神的サポート，死別のサポートを病院や地域で行う。
[*2] 在宅医療を提供する機関等を連携拠点として，多職種協働による在宅医療の支援体制を構築し，医療と介護が連携した地域における包括的かつ継続的な在宅医療の提供をめざすことを目的として，2011〜2012年度に行われた。

人をつなぐ地域包括ケアの入り口「暮らしの保健室」

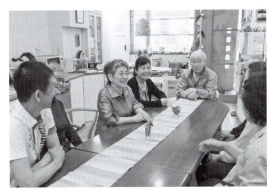

(撮影:神保康子)

携がイメージしにくく,在宅ケアが患者・家族に選択されにくい傾向もあること。こういう事態に取り組んでいくプロジェクトであることを強調しました。

応募したのは2011年3月はじめです。その後に東日本大震災が起こり,被災地を訪ねて,必要そうな物資の手配をお手伝いしたりしていたなかで,厚生労働省から「在宅医療連携拠点」モデル事業10か所のうちの1つに採択されたという知らせを受けとりました。これでようやく運営費にめどがたち,動き出すことができました。

いつでもふらりと来てほしいから,ボランティアが常駐

さて,費用にめどがついたら,次は人です。

「暮らしの保健室」には医療相談に対応できる看護師がいますが,それ以外にも誰かに,月～金曜日まで毎日お店番のようにいてもらいたいのです。ここをふらりと訪れる方へのお茶の接待,電話番,医療専門職へのつなぎ,居心地のよい室内のしつらえ等々のために,ボランティア活動がベースです。このプロジェクトの趣旨をよくわかってくださる地域の方,ホスピスケアでのボランティア経験者の方などに,週1回でも2回でも,月1回でも2回でも,参加してもらえれ

ばと思いました。

　集まってくれた方々の気持ちを1つにし，スケジュールを調整してもらえるまとめ役の方もお願いでき，ボランティアへの説明会も済みました。プログラムはこれからという状態でしたが，暮らしの保健室は2011年7月1日，相談支援センターとして機能し始めました。

住民のそばにあるからこそ聞こえてくる声

　住民に近いところに，相談窓口となる暮らしの保健室がオープンしたことで，訪問看護につながる前の状態の方々の様子，医療への素直な反応や病院志向の強さなどが，いっそう手に取るようにわかるようになりました。

　人口約6,000人のうち，半数が65歳以上，そして一人暮らしや老々世帯が多いこの地域は，近くに大病院がいくつも立ち並んでいるのに，かかりつけ医をもっている人は少ないのです。理由を聞くと「何かあったら，病院へ行けば何とかしてくれると思って」と。

　しかし，それらの病院は昔と違って今は，すぐに対応してくれる場所ではありません。しばらく行かないと，初診料はもちろん紹介状がなければ5,000円の追加料金もかかります。「入院させてほしい」と言っても簡単に入院はできません。空いているのは個室料のかかる部屋です。「昔はよかったなぁ……」とつぶやく高齢者の声がある一方で，「入院したら一気に歩けなくなって，もう家には帰って来られる体力はないのに，退院してくださいと言われて……」と家族の相談が入ります。

地域包括ケアの土台である養生や予防のために

　まわりで起こる変化をもとに，利用者やボランティアからの新しい提案から，活動はさらに広がります。

　たとえば，近くに住むボランティアからの提案は，近所の人が，腰

椎の圧迫骨折で寝込んでいる。エレベーターのない住宅の４階住まいで、「このままでは家から出られなくなる」と，無理して階段の昇り降りを「運動」と称してやりだしたら，今度は膝が痛くなった。みんな骨粗鬆症を気にしている。「骨」に関してリハビリの知識も交えた医療講座をやってほしい……というもの。

　さっそく「骨についてのミニ講座」を開催しました。看護師・栄養士・理学療法士に協力してもらい，骨密度計も用意し，一人ひとりの質問にも答える形式にしたところ，たいへん好評でした。

　受け身であった住民意識は，こんなふうに自分や身近な人々の健康問題を予防的に考えようという，セルフメディケーション（養生）をめざすヘルスプロモーション活動に発展してきました。

暮らしのなかのつながりから広がる「互助」の世界

　高齢化の進んだ団地の商店街では，あの人の具合が悪いとか，入退院などの話も交わされます。個人情報云々とはちょっと違うアナログの世界です。時に誇張された情報が飛び交うこともありますが，お互い地域に住まう人たちですから，それぞれがわきまえて話しています。

　言葉を交わさないまでも，日々行き交うなかで，会釈して通り過ぎる人の顔はそれなりに認識されるものとなります。都会では住居と仕事場が違う人が多く，仕事上のお付き合いの範囲だと，個人情報の問題もあり，そうそう立ち話はできないでしょうが，暮らしのなかのつながりでの立ち話は人を助けることにもなります。そこから「互助」の世界が繰り広げられていくのです。

道に迷ったキクヨさん，ご近所の力で身元判明

　暮らしの保健室はよろず相談所なので，さまざまな相談が持ち込まれます。先日は，通りすがりの人が「ここならきっとなんとかしてく

れるから」と，道に迷ってしまったかなり高齢の女性を連れてきました。杖でやっと歩けるくらいの状態で，玄関先の小さなベンチで，お顔をみながらゆっくり話しかけてみました。

　緊張されているのか，口のなかでモゴモゴして，お名前もよく聞き取れません。誰かとはぐれたらしいということが，モゴモゴのなかからわかってきました。

　もしや東北出身では？　と思わせる語尾のイントネーションがあり，「どちらのお生まれですか？」と聞いてみました。それとなくわが故郷に近いのではという予感があったのです。すると，どんぴしゃり。「秋田だ」「私も秋田ですよ！」，このあたりから，言葉の出方がはっきりしてきました。

　隣のお菓子屋のおばさんを呼んできて，「この人の顔，みたことある？」と聞いてみます。お菓子屋のおばさんは，ここで長年お店を続けてきているので，たいていのことがわかります。「このあたりの人だよ」と言ってから，1軒おいて隣のクリーニング屋のおかみさんを連れてきました。「菓子屋はお客の名前を聞かないけど，クリーニング屋さんは，名前を聞くからね」とのこと。クリーニング屋のおかみさんはおばあさんを一目みるなり，「この人ね，いつも娘さんと一緒に歩いている人よ。この上の階の人！」と，話してくれました。ご近所の力が光ります。

　そこまでわかったら，今度は手がかりとなる名前です。質問者も秋田県人とわかりちょっぴり安心したのか，言葉もはっきり出て，「お名前は？」との再度の問いかけに「タ・カ・ハ・シ」，下の名前は，「キ・ク・ヨ」さんと判明しました。

　団地では，個人情報保護の観点から，今は住所録・名簿はつくらないことになっていましたが，お菓子屋のおばさんは10年前の名簿を持っていました。迷い人のキクヨさんから，ゆっくりゆっくりを心がけながら，息子さんと住んでいること，その息子さんの名前を聞き出

しました。記憶障害のある方に急いたように問いただすと，かえって焦る気持ちから異なった反応をされることが多いからです。

名簿を手繰ってみていくと「あった！」。部屋番号がわかり，送っていくことができました。

6階に着くと，娘さんと思われる人がこちらに向かって歩いてきます。「どこへ行ってたのよ。探していたんだよ！」と，娘さんも心配して探し回っていた様子でした。

どうやら，いつも娘さんがスーパーで買い物している間は，キクヨさんに入口のベンチに座って待っているように言い置いていくのに，今日はキクヨさんがトイレに一人で行ってしまったようです。戻ってきたら娘さんがいない。「どうしよう」と，スーパーを出てうろうろしていたところを，通りすがりの人が暮らしの保健室に連れてきたというのがストーリーのようでした。

よかったよかったと娘さんに引き渡し，「ところで，お名前と連絡先をどこかに書いておけば……」と提案しましたら，「下着のシャツに書いてあるんです。救急車で運ばれたときのために」との答え。「こんなこともあるから，外に着ている服にもぜひ」とお願いしました。

とても95歳とは思えない元気なキクヨさん，介護される方のご苦労に思いを馳せながら，秋田なまりが残る同郷の先輩がここに暮らしているんだと励まされる思いもしました。

さてこの顛末記，せいぜい30分の出来事です。ここでわからなかったら交番にお願いしようと思ったのもつかの間，ご近所力が発揮され，あっという間の解決です。

ちょっとした声かけ，ちょっとした挨拶，こういったものの大事さを改めて知らされました。途切れたようにみえる地縁，決して途切れたわけではない，その撚りを戻すという作業は，日ごろの顔を合わせての挨拶，立ち話，そんな些細なことからなのかもしれません。

大都会にも地域の力が生きている

　もう1つ，やはり元気な96歳になる方が，買い物に出て熱中症で運ばれたエピソードを聞きました。この方は日ごろからお買い物の途中途中でお店の人と立ち話をして，顔を覚えられていたので，倒れたときにすぐさま救急車の要請をしてもらえ，自宅に連絡が入って，ご家族が搬送先の病院に駆けつけられたという出来事。これが，東京都港区六本木という大都会の真ん中の，行き交う人は若者ばかりという地縁の薄れている社会だったところがすごいのです。

　ウインドウを覗いている小柄なおばあさん，いつも買い物に寄ってくれる人だとわかってパン屋さんがガラス越しに会釈していたら，突然バタンとうしろに倒れたのだそうです。隣がスーパーで，そこにいつも注文してはお届けしてもらっていることを知っていたパン屋さんは，救急車を呼ぶと同時にスーパーに駆け込み，事情を話してそこからご自宅に電話をしてもらえました。

　この間，短時間だったので，熱中症ではありましたが，後遺症も残らず，おばあさんは数日間の入院で帰宅できたそうです。

　あとで聞いてみると，あちこちの店先で立ち話をしながら買い物をしていたこのかわいらしい小柄なおばあさんのことは，まちのみんながよく気にかけていてくれたようです。少し記憶障害が出てきてはいるものの，重症化せずにこの事態を乗り切れたのは，切れかけた地縁を取り戻すご近所力，つまりは地域力によるもの。新宿や六本木でも力を発揮しているのですね。

つながりを強めるちょっとした「おせっかい」を

　ある日の夕方，暮らしの保健室のお隣のお菓子屋のおばさんが「団地のアツコさんのお宅に新聞が溜まっているって心配した人が来てるんだけれど」と尋ねてきました。アツコさんは，認知症がある75歳

過ぎの一人暮らしの女性です。「先週の水曜日には保健室に立ち寄ってくれたけれど」とスタッフ。「行ってみてきましょうか？」とアクションを起こしました。

　きずなといってもよいようなつながりが，希薄になっている都会の団地。一人暮らし，認知症だとわかり，それとなくまわりに気にされながら暮らす住民の姿が浮かび上がります。

　アツコさん宅に行くと，廊下の向こうから，同じ部屋に近づいてくる男性がみえました。顔見知りの民生委員のＮさんです。Ｎさんにも，新聞が溜まっている情報が届いたようでした。

　ドアチャイムを押しても，アツコさん宅に反応はありません。Ｎさんは娘さんの電話番号を聞いているとのこと。「でも電話して，かえって心配させるんじゃなあ……」とためらいます。「じゃあ，暮らしの保健室の看護師です，と言ってお電話しましょうか？」との提案に，「それはいい！」とＮさん。

　さっそく電話をかけると，娘さんのほがらかな声が聞こえてきました。「あら，先週金曜日の夜から，うちに連れてきているんですよ。暑いし，ぼうっとして，ちゃんと薬も飲めていないしと思って。誰にも言わなくてごめんなさい。みなさんにご心配かけました」。心配していたみなさんに報告，一件落着です。

　つながりをもとうとしている人はいるけれども，それを積極的につながなければ，情報をもっていても役に立たない。その結果，どこかで，事件が起きているとしたら。もしかして，と思ったときに，一歩踏み込んだ「おせっかい」に近いアクションを起こさないとつながらないことを経験しました。

オープン5周年を迎え，多くの人を迎える場所に

　オープンから2016年で5年が経ち，今では，年間のべ7,000人近い人が暮らしの保健室を訪れます。来訪者にはリピーターも多く，は

じめは相談で訪れた方が，次からは友人の家に遊びに来たように訪れています。ボランティアとの会話を楽しみに，一人暮らしの日中を過ごす居場所としても利用されています。

　訪問者の半数は医療相談，そのうちの3分の1はがんについての相談です。来訪者は団地の住人ばかりではありません。区内全域に加え，都内または他県からも。電話相談は関西からも入ります。

　そのほか，研修生や，見学・取材などの方も，全国からお見えです。行政の医療政策担当者にも関心を多くもたれました。「健康不安をもつ一人暮らしの高齢者の，ちょっとした不安を聞き取り，生活に根差した不安解消の手立てを一緒に考えることで，救急車をむやみに呼ばなくなった方がいる」といった話を，各地で報告していることが，多くの方に注目されています。

　住民の意識改革や，互助につながる活動の場として，また適切なときに最小限のかたちで有効に，いかに医療を利用しやすくするか，在宅ケアへの橋渡しや予防活動にもつながる相談支援の場として，地域包括ケアの土台となる役割を果たしています。

相談者が自分で考え，決める力を取り戻せるサポート
――マギーズ・キャンサー・ケアリング・センター

がん治療が変化して，患者さんは忙しい

　近年，がん治療がずいぶん変化してきています。遺伝子レベルでの治療，がんととことん闘う薬の開発，治験薬が提示されたり，保険適用外の自費治療がインターネットでみつかったり。がん患者さんは，とても忙しいのです。

　治療の中心は外来となり，入院も1日や1泊2日。そうなると，患者さんは「意外に軽いんだ」と感じるかもしれません。でも，実際は違うと医療者は知っている。この患者さんと医療者のギャップを埋めなければ，患者さんは納得できないでしょう。

　早期発見・早期治療となったいま，働き盛りの患者さんたちには，その年齢ならではの，就労や妊娠・出産などの問題が浮上します。早期発見・早期治療は言いかえれば，長期不安にもなります。その不安を相談できず，ずっと引きずっていく方もいます。治るがんは，サバイバーとして生きていく年月が長くなり，がんとの共生が一般化しました。そのなかで，治療はいったん終わった，あるいは診断は出たが治療はすぐに始まらない，という状態で不安なときに，どこに相談すればよいのでしょうか。

患者さんが訪問看護ステーションにやって来る状況も変わりました。病院で「もう治療の手段がないのでホスピスを探したほうがよい」と言われての電話。とても弱っているのに，病院で「家に帰れる」と言われて戸惑う家族の相談。本当に末期になってから在宅ホスピスケアを示されて，準備が整わない問題。

　がん患者さんと家族にとって「在宅ケア」はともすれば，あきらめの境地でのやむを得ない選択，または，残された時間はわずかという時期に（そのことは十分に告げられないまま）病院から出されたがゆえの悲しみの選択になりかねません。残り少ない時間をどう生きるのかという，大切な問いを考える機会がないままに，あわただしく最期を迎えることもあります。

　最期までその人らしく生き，「豊かな死」を迎えるためにも，生きることを大切にしたい。そのためには，じっくりとがんと向き合い，いかに生きていくかをともに考えられるパートナーの存在が重要ではないでしょうか。がんとともに地域で生活するのがあたりまえになってきている今，病院での治療だけでなく地域に，患者さんが自分で考え，決める力を取り戻すことのできる場やサポートが，ますます必要になっています。

マギーズと出会い，「日本にも！」と活動を続けて

　私とマギーズ・キャンサー・ケアリング・センター（以下，マギーズ）との出会いは2008年初冬，スピーカーとして参加した第9回国際がん看護セミナーでのことでした。「諸外国の地域緩和ケア」のテーマで登壇されたなかに，マギーズ・エジンバラのセンター長，アンドリュー・アンダーソン看護師がいたのです。

　「病院の近くではあるが，病院とは違う，家のような雰囲気の場所」「相談者が自分自身で考えられるようにサポートする，相談者自身の力を取り戻すための支援」という方針に共感し，日本にもぜひほしい

相談支援のかたちだと積極的に質問しながら聞き入りました。それも，無料で誰でも利用でき，運営は独立したチャリティ団体が大勢からの資金調達によって行っているというのです。

その後，2012年の「がん対策推進基本計画」[*3] により，がん診療連携拠点病院には相談支援センターが設置され，相談支援を強化する動きが少しずつ感じられるようになりました。ですが，暮らしの保健室を訪れるがん患者さんと家族の姿からは，相談支援センターにはたどり着けず，医師には問うに問えずに，勧められる治療を断れない，「ならば看護師に相談しよう」という発想も，なかなか湧かない現状がみえてきます。

マギーズに出会ってからの私は，「日本にもマギーズを」と各所で話してきました。マギーズをモデルに暮らしの保健室をオープンし，それ以来，マギーズに関心をもつ人は確実に増えています。

医療・福祉関係者はもちろん，建築関係者も「人を癒す空間づくり」というマギーズに関心をもち，現地を訪ねる人も増えています。建築学科の学生が卒業論文のテーマにしたり，「病院の改築時には，ぜひマギーズのようなコンセプトで設計したい」という話も聞きます。東京都江東区にある東京原木協同組合のみなさんは「日本でマギーズをつくる際には，材木を提供してもいい。昔の木場がある江東区にぜひ！」と言ってくださっています。

対話によって自己決定をささえるマギーズ流サポート

そんななか，2013年10月にマギーズ・ロンドンのセンター長バーニー・バーン看護師が来日されました。滋賀医科大学と附属病院が招へいされたのです。この機会に暮らしの保健室をご覧いただき，ミニ

[*3] 2006年に制定された「がん対策基本法」に基づき，当初は2007年から5年間実施された。2012年に見直しが行われ，患者とその家族にとってより活用しやすい相談支援体制の実現が組み込まれた。

セッションを開催することが叶いました。そこでのバーニーさんのお話を，紹介します。

――マギーズでは，がん患者さんや家族が抱えている不安や問題を，一緒に考えるところから始めます。「あなたのがんに関しては，あなたがいちばんよく知っています。だから，あなたからお話を聞かせてください」と確かめてから。

「あなたのなかに起きているがんに対し，あなた自身がどう対処していこうとするか，あなたとともに考え伴走する」というのがマギーズ流サポートです。医療・看護の専門家という鎧をいったん外して，相手に尊敬の念を抱き，その人が落ち着いて考えをまとめ，自ら決定していけるように……という支援なのです。

英国でも急性期病院には大勢の患者が訪れ，順番を待っています。患者一人あたり7分しかとれません。病名を告げたらすぐに治療方針を説明し，インフォームド・コンセントをしたという確認サインを求める。大勢の患者に同じ質の医療を提供する急性期病院では，この方法とスピードを変えることは難しいでしょう。

患者さんのなかには，深刻な病名を告げられ，治療方針を聞いてサインもしたけれど，不安でいっぱいで，聞きたくても聞けなかったこともある。このまま家に帰る気持ちにはとてもなれない。緊張してのどが渇いている。どこかでこの思いを整理したい。ひとまずゆっくり座りたい。忙しく人が行き交う廊下の隅ではないところで……という状態の方がいます。

そこに，マギーズの存在意義があります。病院のすぐそばに，病院とはまるで違う家庭的な空間と，その人のペースで流れる時間と，人として接する対応があります。

訪れる人は，一人で考える時間が必要な人，情報だけほしい人，さまざまです。マギーズのスタッフは，入ってきた人をあたたかく迎え

入れつつ，この人はお茶をすぐに勧めていい人か，自分でお茶を淹れて飲む人か，すぐにそばへ寄って話を聞いたほうがいい人か，を見極め，アプローチしていきます。この受け入れ時のアセスメントは，真の意味でのスペシャリストの仕事でしょう。
　病院は，診断・治療などの理念に沿って運営され，患者がそれに合わせる場です。マギーズには，患者が合わせなければならない理念というものはありません。来所者一人ひとりの理念(生き方，考え方)を尊重し，一緒に考えるのが，マギーズ流なのです。

　この，バーニーさんのお話は，病院では提供しにくい心理社会的なアプローチを重視した本質的なケア論であり，コーチングでもあります。マギーズの「がんをもつ，その人を徹底的に尊重する」という姿勢に，私なんぞはまだまだ修行が足りないな，と思った夜でした。

がんを経験した鈴木美穂さんとの出会い

　そして 2014 年,「マギーズ東京」の実現に向けて大きく動き出します。
　4月7日(月)午前11時，テレビ局の報道記者の鈴木美穂さんが暮らしの保健室を訪ねてきました。前の週に受けたはじめての電話は「取材というか，保健室をみせてもらい，話を聞きたい」と，漠然とした依頼でした。
　暮らしの保健室ができた経緯や運営方法など一連のことをお話しし，もともとは英国で始まったマギーズ・センターを模していると伝えました。
　すると，鈴木さんが自身の体験を話し始めたのです。
　「私，24歳のときに乳がんになって，つらい治療のなかで『楽になるんだったら死んだほうがいい』とまで，何度も思ったんです。でも5年経って，主治医から『あなたの治療は，ご両親に，成功する確率

が2％弱だとお伝えして始めました。あなたはその1.9％のなかに入ったんですよ。おめでとう』と言われました。そのとき，自分が生きている意味や大切さを本当に強く感じて，これからの自分にできることは何なのかを考えたのです。がん治療中はまわりに若い人があまりいなくて，話をする仲間も少なかったし，『患者』になった途端おしゃれもできなくなりました。パジャマひとつでさえ，もっと楽しいおしゃれなものがないかと，友人に頼んで探してもらったけれどなかなかないし，抗がん剤治療中は，ウイッグをつけてもあまり人に会いたくなくなるし……。必死で看病してくれた家族も，体調を崩すほどの影響を受けました。そんな患者と家族はきっと多いだろうと思い，さまざまな活動を始めたんです」と。

　鈴木さんは，若くしてがんになった人を応援するフリーペーパーをつくって，全国のがん拠点病院に置いてもらう活動を始め，それは若年性がん患者の集まり「STAND UP」設立につながっていました。また，闘病中でも安心してヨガなどができるクラスを企画運営するグループ「CUE」も結成。グループ名は"Congratulations of your Unique Experience"の頭文字をとったもので，病気になっても不幸なだけではない，「あなたは特別な体験をしたね。おめでとう！」と祝福する欧米の考え方から。心からそう思える人を増やしたいと思って，テレビ局ではスタートを「cue!」というので，それにもかけた，というお話でした。

　鈴木さんは2013年と2014年に，患者団体の国際会議IEEPO（International Experience Exchange for Patient Organizations）に参加。自分の体験から，相談できる居場所が必要と感じて，いろいろな人に話したところ「それはマギーズじゃないの？」と言われて調べたら，「マギーズにかかわる日本での活動には，ほとんど秋山さんの名前が出てくるので，会いに来ました」と言うのです。

「マギーズ東京」実現へキックオフ

「日本にもマギーズを！」と 2008 年から活動してきた私の周囲には，多彩なメンバーがそろっていました。がん看護の専門家，ジャーナリスト，在宅ホスピスにかかわってがん相談の必要性を痛感し，サロンのような雰囲気で相談支援を行いたいという仲間，またマギーズの建築や空間設計や造園や環境に関心のある仲間，そして，運営に欠かせないボランティアグループ。ベテランの医療専門通訳であり英国マギーズとの窓口役の重松加代子さん，この多くが女性です。そして比較的熟年世代。

鈴木美穂さんをサポートする若い集団と，何年もひたすらマギーズに向かって歩いてきたわれわれ熟年グループ。鈴木さんが暮らしの保健室を訪ねたのを機に，2 つのグループが力を合わせたら何かができそう，という機運が生まれました。

話し合いを重ね，それから半年も経たない 9 月 23 日，100 人以上の賛同者が集合し，キックオフミーティングが開かれました。2020 年までの期限付きですが，東京都湾岸エリアに候補地も確保でき，

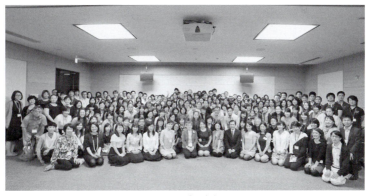

「マギーズ東京」キックオフミーティングに参加したみんなで
（撮影：神保康子，医学書院の会議室にて）

ぐっと現実味を帯びた話に。いろいろな制限があるなかでも，パイロットスタディとして挑戦したいと動き出したのです。

そして 2016 年 10 月 10 日，グランドオープンには，英国マギーズからも出席予定です。マギーズ東京は，世界のマギーズネットッワークの一員として英国本部と契約を結び，ともに活動していきます。

マギーズに出会ってから 8 年，鈴木さんとの出会いから 2 年，大勢の力が集まって，これからが本当のスタートです。マギーズ流のサポートを実現するための空間づくり，専門職やボランティアスタッフのためのワークショップなど，準備を進めています。マギーズ流サポートの実践とセミナーや研修生受け入れなどによる発信拠点となることも視野に入れながら。

地域包括ケアの基本理念に通底するサポーティブケア

改めて考えてみると，地域包括ケアの基本理念は「尊厳の保持」と「自立生活の支援」です。その二大理念と通底するヒューマンサポートを，マギーズはがん患者やサバイバーに対して行っているのでした。地域包括ケアは高齢者だけのものではなく，地域に暮らすすべての人が対象ですから，がんと診断された人やがんを経験した人たちも，当然含まれるでしょう。

「尊厳の保持」とは「本人がどう考え，どう決めていくか」に尽きると思います。がんに限らず，病気の情報を提供し治療方針を決めるインフォームド・コンセント（説明と同意）があたりまえになりましたが，本当に「本人が考え」ているでしょうか？ 現実には，必ずしもそうではないケースもあるようです。

マギーズでは，まず，本人の言葉で自分の病気について説明してもらいます。医療者から説明されたことを，本人が自分の身体を通して，自分の言葉で表現する。それにとことん耳を傾けたあと，支援者自身も自分の言葉で「こういう風に理解しましたが，よいですか？」

と確かめ，説明しながら，必要な情報を加えていくのです。

　そのような対話をくり返すなかで，本人が自分で納得のいく合意点をみつけていきます。それこそが合意形成であり「対話のもとに自己決定をする」プロセスなのです。

　「言われたから○○した」ということはありません。まさに地域包括ケアの基本理念である「尊厳の保持」と「自立生活の支援」につながるのです。

　マギーズ流サポートに関心のある方はぜひ，フェイスブックやホームページを覗いてみてください。

http://maggiestokyo.org

http://www.facebook.com/maggiestokyo

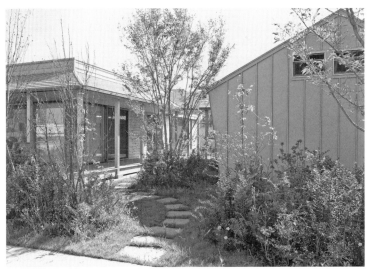

完成間近の「マギーズ東京」　　　　　　　　　　　　（撮影：神保康子）

Current Topics

英国のマギーズ・キャンサー・ケアリング・センター（Maggie's Cancer Caring Centre）

　英国のマギー・ケズウィック・ジェンクスさんが発案した，がん患者とその家族や友人のための相談支援の場です。1996年にエジンバラにオープンし，英国国内に20か所近く，香港は2013年に，ドバイやバルセロナやオーストラリアでも準備が進んでいます。2016年10月にはいよいよ東京で開設にこぎつけます。

• **自分で考えるための力を取り戻す居場所**

　造園家だったマギーさんは，乳がんの再発によって余命数か月であることを医師から告げられたとき，大きな衝撃を受けました。しかし次の患者が待っている外来診察室では，心を落ち着かせ，考えるための場所も時間もなく，部屋を出るしかありません。「がん患者のための居場所がほしい」と思ったマギーさんは，担当看護師だったローラ・リーさん（現CEO）と，夫の建築評論家のチャールズ・ジェンクスさんに話しました。そして，入院していたエジンバラの病院の敷地内にあった小屋を改装して，誰でも気軽に立ち寄ることができ，必要なら専門家にも相談できるような建物や庭を設計したのです。

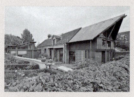

マギーズ・エジンバラの外観

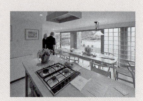

入るとすぐにキッチンがある

マギーさんは 1995 年にその完成をみずに亡くなりますが，最初のマギーズ・キャンサー・ケアリング・センター（以下，マギーズ）は，エジンバラで 1996 年にオープンしました。

- **専門家によるサポートとさまざまなアクティビティ**

マギーズを訪問するには，予約も資格も必要ありません。がん患者や家族，友人，医療者など，がんにかかわる人たちが，がんの種類やステージ，治療方法に関係なく，いつでも無料で利用することができます。

お茶を飲んでくつろいでもいいし，一人になって考えても，人とおしゃべりしても構いません。専門的な支援を受けたいと思ったら，常駐しているがん専門看護師やカウンセラーに，カウンセリングや栄養，運動などの相談をできますし，仕事や子育て，助成金や医療制度の支援もあります。

- **心地よくリラックスできる環境**

すべてのセンターはがん専門病院に隣接していますが，病院とは別の建物で，まったく異なる「第 2 のわが家」のような空間です。建築とランドスケープがつくる環境が人に与える力をよく知っていたマギーさんとリチャードさんは，マギーズの建築基準を定めました。これに沿って，フランク・O・ゲーリー氏や黒川紀章氏，ザハ・ハディド氏など高名な建築家が設計を行っています。

- **主な建築基準**

自然光が入り明るい／安全な(中)庭がある／空間はオープンである／執務場からすべてみえる／オープンキッチンがある／セラピー用の個室がある／暖炉がある／水槽がある／一人になれるトイレがある／280 m^2 程度／建築デザインは自由

（写真：ナカサアンドパートナーズ）

訪問介護＋訪問看護＋ショートステイ＋デイサービスを組み合わせた地域包括ケア

　第1章のタケオさんの事例で活躍した看護小規模多機能型居宅介護（看多機）は，地域包括ケアをつなぐ重要なハブ（拠点）として注目されはじめています。

　2015年，住宅街にオープンした「坂町ミモザの家」の背景には，ある利用者さん一家と訪問看護との10年以上にわたる物語がありました。

「坂町ミモザの家の物語」の始まり
――高齢となった母姉妹と暮らす娘さん

　介護保険が施行された2000年4月，白十字訪問看護ステーションに相談の電話がありました。「同居している伯母のもの忘れが進んできて困っている。介護保険を使えますか」ということでした。専門職として働くその女性の相談はそれほど深刻とは思えない，落ち着いた話し方でした。当時白十字訪問看護ステーションがあったすぐ近くにお住まいの方でしたので，直接会って，詳しい話を聞かせてもらうことにしました。

　40代で独身のタエコさん。父親はすでに亡くなり，母のモトさんとその姉である伯母のミホさんとの3人暮らし。母親のモトさんは1

か月前に脳梗塞を起こして，急性期病院に入院しているとのこと。

それまでは，もともと病弱なモトさん（腎機能が低下気味で高血圧）を，認知機能が落ちつつある伯母のミホさんがささえていたそうです。毎日のように2人で商店街まで出かけて買い物をし，荷物を分担して持って，帰り道の喫茶店で2人並んで一息入れてから帰ってくる。その姿は，ご近所でもそれとなく知られた老姉妹のほほえましい姿だったのだそうです。

ある日，脳梗塞を起こして起き上がれず，意識もやや薄れたモトさんを，「なんだか今日は起きてこないわね」と，夕方までそのままにしていたミホさん。おかしいと気づいたときには，梗塞がかなり進んだ状態になってしまっていました。

仕事から帰ってその状態を目の当たりにしたタエコさんは，伯母を責めるわけにもいかず，母のモトさんの救急搬送を依頼しました。モトさんは三次救急の病院で集中治療を受けたのです。片麻痺が残り，失語もあり，嚥下障害も出て誤嚥性肺炎となり，結果的には経鼻経管

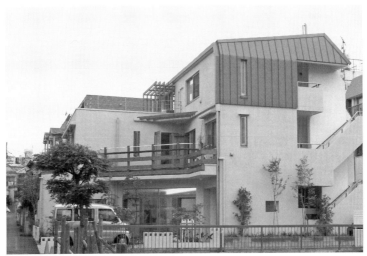

坂町ミモザの家の全景

栄養となりました。

　タエコさん，母親の転院先を必死の思いで探しているが，新宿区内ではみつからず，自分の職場の近くならとあたってみたが，経鼻経管栄養だと受け入れてくれる病院は少ない。もの忘れが進む伯母と母との両方はとてもみられない……事の重大さを知り，ようやく訪問看護ステーションへの相談にたどりついたのです。

　「母はもの静かな人だけど，とてもプライドが高く，自分の身体がうまく動かない，ましてや言葉を話せず，食事もとれないという現実に対して，だんだんうつ状態になり，リハビリも進んでいない。かけ声をかけられながら集団室でする叱咤激励式のリハビリには耐えられない様子です」と，タエコさんは話してくれました。

　タエコさんには，そのような状況にある母親を自宅で介護するという発想はありません。とにかく，どこか長く入院できるところに転院し，できれば介護施設に入所させたいと考えているようでした。

2人一緒に家でみる，想定外のケアプラン

　話をうかがって，とにもかくにもご本人の様子をみに，入院先へ行きました。なるほど，モトさんは気分が沈みこんでいる様子。しかし，唾液の飲み込みはあり，嚥下がまるでできない状態ではなく，言葉は出ないまでもこちらの話にはしっかりとうなずきます。決して，すべてをあきらめる状態ではない，と判断できました。

　リハビリ室で，別のケースでお世話になった医師にちょうど出会いました。「集団でのリハビリは彼女のプライドを傷つけるようなので，お部屋での個別メニューに変えることはできないだろうか」と相談しました。すると「やってみましょう」と引き受けてくださり，ベッドサイドでていねいに語りかけながら隣に座って，端座位の訓練を始めてもらえました。

　娘のタエコさんに，「お母さんは遠い施設に，伯母さんは日中独居

の状態で，仕事を続けるのはたいへんではないですか？ 2人一緒なら，2人分の介護保険を使いデイサービスなども組み合わせ，家でみていくことができるのではないでしょうか」と，在宅介護の可能性を示してみました。

　要介護状態の2人を1か所でみる，しかも住み慣れた自宅を環境整備しながらの介護は，ミホさんにも役割があり，認知症状も落ち着くのではないかと提案したのです。この新しい提案に，娘さんは戸惑いをみせましたが，可能性にかけることにしました。

　浴そうやトイレの手すりなど，車いす対応を想定した住宅改修には2人分の費用枠を合わせて使い，さらに，浴そうの取り換えについては「(新宿)区の介護保険外高齢者事業」という高齢者サービスも紹介しました。

　事前の申請時，区役所の住宅改修にかかわる検討に本人のモトさんは立ち合わなければなりません。病院の外出許可をとって，車いすのままの外出です。訪問看護はとくにここを支援しました。

　季節は初冬になっていました。モトさんは，車窓から眺める景色に季節が変わったことを感じながら，はっきりと「家に帰れるなんて思いもしなかった」と言い，家に着くとまわりをぐるりと見渡しました。

　ミホさんは，「あら，モトさん，どこへ行っていたの？」と，何が起こったのかがよくわかっていない様子。それでもうれしそうです。

　その後，区の担当者と改修業者との打ち合わせを行いました。

リハビリと訪問歯科でモトさん，前向きに

　じつはモトさんは，それまでの集団リハビリから個別リハビリに変わり，家に帰れるかもしれないという希望が芽生えてからというもの，端座位訓練から背筋がしっかりしてきて，言語聴覚士による嚥下訓練にも応じられるようになり，なんと経鼻経管も外れて，とろみ食

となっていたのです。

そして，まずは介護老人保健施設へ，リハビリのために転院しました。

徐々に退院の準備が整うなかで，モトさんはこう言いました。「軟らかいものばかりでは力がつかない。もっとしっかり噛んで食事をしたい。入れ歯が合わなくなっているからつくり直したい」と。そこで施設と交渉し，歯科往診を頼みました。その結果，義歯を微調整して固定材の工夫をすることで，しっかりと噛むことができるようになりました。

すると，顔の表情がいきいきとし，発語は少ないながら，意思表示もはっきりできるようになってきました。

何より，「よだれかけ」をしなくてもよくなったことが，いっそうモトさんを前向きにさせました。軟らかい食べものを義歯なしで食べると，どうしても麻痺側から食事がこぼれます。襟元が汚れるため，「よだれかけ」をしなくてはならなかったのです。それが義歯が入ると，しっかり噛んで，しかもこぼさずに口をつぐむこともできるから，小さなおしぼりを置いてもらうだけでいい。

こんな些細にみえるケアのひとつにも，尊厳を取り戻すきっかけが隠れています。

この間，娘のタエコさんは有給休暇をとって対応し，在宅介護となっても仕事は続けられるように，訪問診療と週3回のデイサービス，訪問看護・介護を組み合わせ，訪問看護ステーションからは理学療法士のリハビリも入れました。

モトさんは，もの忘れの進むミホさんのブレーン役を務め，ミホさんはモトさんの以前とは違う様子に戸惑いながらも，食事のあと片づけなどを手伝います。何よりも，「2人一緒だと，仕事に行っても気持ちが楽です」と，タエコさんは介護ノートに書いています。

ミホさんとモトさん，主介護者のタエコさん，3人の在宅ケアがこ

うして始まり，後の「坂町ミモザの家」へとつながっていくのです。

認知症・日中独居のミホさんの生活を改善

　さて，認知症が進む姉のミホさんへの訪問看護です。状況を改善するために日常生活を知る必要がありました。

　そこでわかったのが，ミホさんの最大の関心事は「猫」だということ。名前は「いくら」「しじみ」「とら」，ほかにもぶちや三毛がお庭を闊歩していました。ミホさんは買い物に出ると，自分の食べ物は忘れても，猫の餌は買い込むので山のようにたまっている状況です。

　また，昼ごはんは歩いて数分のお蕎麦屋さんに行っている様子でした。定年まで都心部に勤めていた元OLのミホさんは，家事があまり得意ではありません。洗い物や片づけだけは昔からしていたようで，台所の片づけはできていました。

　妹のモトさんが入院してからというもの，毎日のように「モトさんはどこに行ったのかしらねえ」と心配するものの，「入院している」と説明してもすぐに忘れてしまいます。「毎日仕事から帰って，ていねいに答えることにもうんざりしてしまって」と，本音を漏らした姪のタエコさんでした。

　タエコさんにしてみれば，以前は帰宅したら食事ができていたのが，いまは食事の支度を自分でしなければなりません。「今まで，まるでこの家の主人のような暮らしをしていたのだと気づいた」と語っていました。

主治医意見書のための受診に訪問看護として同行

　日ごろは元気で，病院にかかったことがないミホさんです。介護保険申請の主治医意見書を書いてもらうために，診療所を受診するのがひと苦労でした。

　「どこも悪くないのに，どうして行くのか」としきりに聞くので，

「モトさんは病気で入院しているし，ミホさんまで倒れると，たーちゃん（タエコさん）が困るからね」と説明すると，納得してくれました。「うちのたーちゃんは勉強がよくできた」と姪が自慢のミホさんは，身体の弱かったモトさんに代わって，タエコさんの学校の保護者会などに出ていた様子です。「大事なたーちゃんが困るのではたいへん」と，受診に応じてくれました。

　自分では認知症と気づいていない方を診察に結びつけるのは，並大抵ではない苦労が伴います。でもいろいろ探っていくと，このように，どこかに合点がいく着地点がみつけられたりするものです。

デイサービス探し，最初の見学

　ミホさんの要介護認定が出たので，タエコさんは「安心できるのと，刺激があったほうが認知症は進まないから，デイサービスが使えないか」と希望しました。たしかに，日中独居の認知症高齢者にはよく提案されるケアプランです。

　近所に何か所かデイサービスがあるので，訪問看護のタイミングを合わせて「一緒に見学に行こう」と誘うと，ミホさんは「猫がいるから家を空けられない」と断ります。「猫の餌はちゃんと置いておくから心配ない」と説得して出かけました。

　最初に行ったのは少し遠いところ。近所の方も通っているので，モトさんが退院したらお願いしようと計画していた事業所です。

　見学したミホさんは，はじめはものめずらしさからか，親しげに利用者さんと話したり，相談員の質問にも答えたりして，うまくいくかと思いました。昔のお勤めで接客もしていたので，はじめて会う人も大丈夫のようです。

　しかし，小１時間経つと，そわそわしだしました。「猫が心配だ」と言うのです。そして，「そう言わず，お昼ごはんを試食して行ったら？」と勧めたとたん，「猫がおなかをすかしている。やはり帰らな

くては」と言い張って聞きません。

あきらめて家に帰ると，猫たちはミホさんにすり寄ってきました。猫のあたたかさに癒されていたのかと，つくづくこの光景を眺めました。

デイサービス，次の見学先はお琴が糸口

ほかのデイサービスでミホさんに合うところはないかと，チャレンジを続けました。2か所目は，比較的近いところ。そのデイサービスには三味線クラブがあり，ボランティアで講師に来る方がお琴もできるのです。

ミホさんはお琴を習っていたそうで，身振り手振りでポロリンシャンとやってくれます。見学前に所長に相談し「その講師の方に，お琴の教室もやってもらえないか」と無理難題かと思いましたが，もちかけてみました。「お琴は無理だけれど，大正琴ならどうか」というアイデアも生まれました。

「このデイサービスで，猫のことを忘れて過ごせたら！」と願いながら，ミホさんと一緒に見学に行きました。お琴についての話も弾み，「三味線もいいわね」との反応に，よかった，と思ったのですが。

見学への導入がうまくいきそうだったので，ミホさんをデイサービスに託して私が別の用事に回っている間に，お昼が近づくと，ミホさんの頭のなかで猫たちの顔がいっぱいに広がり，さっさと一人で家に帰ってしまいました。ミホさんが道に迷っていないかと心配で近所を探しながら家に行ってみると，ちゃんと帰れていて猫と話をしています。

社交的にみえるミホさんも，やはりそれなりに緊張しているのかと感じ，猫に癒されているミホさんの日中独居をささえるには，デイサービスは難しいと思った出来事でした。

このデイサービス見学では大きな収穫もありました。デイサービス

のメニューに利用者の興味がわく活動を取り上げてもらい,「個別ケア」から「グループ活動」につなげる工夫を提案できた,ということです。

また利用者の家族に呼びかけて,家で眠っている和楽器を寄付してもらい,合奏もできるようになったそうです。ある利用者は「昔,家が貧しくて三味線を習えなかったけど,年をとってからでもはじめられるかしら」と希望を語り出し,デイサービスで練習できることになりました。

訪問介護中心に切り替え──受け入れには時間をかけて

これで,ミホさんがデイサービスに通うのはあきらめ,ヘルパーが自宅に入るプランを考えることにしました。これは,このあと亡くなるまでの約10年間「まるで自宅がデイサービスのようだった」と,タエコさんに言わしめる結果につながりました。

「ミホさんは,自宅でなら新しい人にも慣れることができ,少しの支援で在宅生活をささえられるのではないか」と判断し,配食サービスを挟みつつの生活支援が始まりました。でも,ミホさんは,届いたお弁当が自分のものと認識できず,外に置きっぱなしで猫の興味をそそるだけ……ということもあり,ペットとの共存は,なかなかに難しいですね。

はじめは用心して,ヘルパーを家に入れてくれなかったミホさんでした。でも,担当者を固定して訪問を続け,猫好きのヘルパーに飼い猫がなじんだころ,ようやくミホさんも外から人が入ってくることに慣れてくれました。

認知症の方は人を覚えるのが難しいといわれます。それでも訪問看護・介護の私たちは根気強く,毎回きちんと挨拶し,ミホさんの興味がある話題から入るなど工夫を重ねました。すると,名前は覚えてなくても,「いつも来てくれる人」という認識はしてくれるようになり

ます。

　この受け入れまでにかかる時間を理解しないと，必要な人に訪問系のサービスが入らないままで終わってしまいます。必要なサービスにつなぐうえでは，この受け入れまでの十分に待つ時間と工夫が肝心かなと思います。

　また，認知症のご本人に「自分は一人でできるのに，何で家事援助の人が来るのか？」といった反応がみられることもあります。ミホさんのケースは，もともと炊事はしない人でしたので，その点はスムーズでした。

住宅改修──要介護者2人分の改修費を合算して

　モトさんが退院するためには，車いすのままトイレやお風呂場に行ける住宅改修が必要でした。介護保険の枠と，自治体の高齢者事業の枠を合わせ，かつ姉妹2人分を合算することで，必要な改修が可能になりました。

　浴そうは，またぎやすくするため，低いタイプに取り換え，スノコを設置。お風呂場のドアは引き戸にしました。玄関は，上がり框が高くて車いすでは入れないので，居間の窓から出入りできるようにスロープと手すりを取りつけました。

　どんなに狭い部屋でも，ベッドを置けば在宅療養の可能性がありますが，その場所づくりには片づけが欠かせません。住宅改修の間に，荷物の山で開かずの間になっていた奥の部屋を片づけ，ベッドを置けるようにしました。この片づけが一仕事でしたが介護保険は使えませんから，タエコさんが仕事から帰ってからの夜なべ作業になりました。ごみを捨てるのも一苦労で，大型ごみの収集日が平日のため，仕事を休まなければなりません。「ふりかえると，片づけがいちばん大変だった」と，タエコさんは言っていました。

　在宅療養を始めるには，開始時の片づけサービスがあれば助かりま

すね。社会福祉協議会や運送会社の片づけサービス，家事代行など，地域資源の活用も必要でしょう。経済的余裕がない場合は，シルバー人材センターやボランティアなどの資源も知っておく必要があります。

退院後すぐにデイサービスに通ったモトさん

　他方，モトさんは老健施設でのリハビリを終え，義歯もぴったり合う状態で帰宅しました。要介護5，車いす生活を基本としながら，介助があれば立ち上がることができる状態でした。

　家のなかを見回すと，奥の部屋が片づけられ，自分のベッドが据えられています。お風呂やトイレの景色が少し変わったものの，モトさんにとってはかけがえのないわが家でした。神棚も仏壇もあり，ご主人の遺影に手を合わせると，「お帰りなさい」と声が聞こえてきそうでした。

　モトさんは，わが家に生きて帰れるとは思ってもいなかったのです。それが実現し，言葉は不自由でもしっかりと意思を伝えようと，左手で筆談もできるようになりました。こちらの言うことはほぼ理解している様子です。

　自宅に戻ってからすぐ「リハビリは続けなければ」という強い意思のもと，週3回のデイサービスを受け入れました。自宅の近くは一方通行の坂道で，送迎バスのルート変更が必要でしたが，事業所は変更してくれたのです。

　デイサービスでは，以前の引っ込み思案なモトさんではなく，積極的にリハビリに参加し，集団でのビーチボールバレー，ちぎり絵や塗り絵にも熱心に取り組んでいました。お風呂も，デイサービスで入れることになりました。車いすからの立ち上がりも少しの介助でできるようになり，移乗動作もずいぶん楽になりました。

介護離職はしないで，自宅で2人をささえるケアプラン

　訪問看護は2人ともに必要で，必要に応じて頻度は変えつつ，継続して入っていました。

　要介護5のモトさんがデイサービスに行く日は，要介護1のミホさんにはどうするか？「前みたいに，2人でお出かけしたらどうですか？　送迎バスも来てくれることだし」と，あの手この手でデイサービスを勧めてみました。でも，ミホさんは「私は猫がいるからね」と渋ります。一度だけ見学に行ったものの，案の定，ミホさんは猫のごはんが心配になって落ち着かず，やむなく断念しました。

　結局，モトさんがデイサービスに行く日は，ミホさんの昼ごはんは配食サービスを利用することにし，夕方，2人のための身体介護と家事援助でヘルパーが入ることになりました。

　モトさんがデイに行かない日は，昼・夕に2人のための訪問介護が入ります。

　こうして，退院後すぐから，デイサービスと訪問サービスを組み合わせて2人の生活をささえる在宅ケアが始まりました。血圧の管理やリハビリのために，訪問看護と訪問リハビリもケアプランに組み込まれています。訪問看護が状態に合わせて頻度を変えつつ継続的にはいっているので，状態変化を見逃さず，ご本人もご家族も訪問介護もなにかと相談できて一緒に知恵を絞り，安心です。

　タエコさんも，土日は介護を担いつつ，平日は誰かが2人をみてくれているという安心感で，仕事を続けることができました。

　もの忘れの進む姉のミホさんに，言葉数は少なくてもしっかり指示を出す妹のモトさん。姉妹の二人三脚がよみがえりました。会話も増えて，ミホさんのもの忘れも心なしか進まなくなったようです。モトさんの表情も和やかとなり，やせ気味だったお顔もふっくらとしてきました。

入院先の病院で，経管栄養の管が入ったモトさんにはじめて会ったときの，かたく無表情な様子からは考えられない変化でした。

ご近所に，ミホさんと同じぐらいの認知症の方がおられたので，「ミホさんが日中独居になる日に，遊びに来てもらったらどうだろう」と考え，お声をかけてさっそく実行してみました。すると，よく忘れる者どうし，同じ話で何度でも笑い合い，楽しそうです。その方が帰り道で「家に帰っても話し相手がいないから，今日は楽しかった」と言う声が聞こえてきました。

いわば「外から入るご近所デイサービス」，こんな試みも大きなささえでした。

「閉じられた窓が外に向かって開くように」

そうこうしているうちに2年が経った暮れのこと。タエコさんが「お正月はお休みがとれましたから，だいぶ慣れたので自分で介護をしてみます」とのお話。担当の訪問看護師が「いつでも電話していいですよ」と念を押しつつ，休暇に入りました。

年を越してお正月。ミホさん，モトさん，タエコさん3人で「今年もよろしく」と挨拶したあとで，モトさんは急に意識状態が悪くなり，再梗塞が起こった様子で，亡くなられました。

お葬式は近くのお寺で行われ，担当の訪問看護師とともに参列しました。このときに，タエコさんがご挨拶で「閉じられた窓が外に向かって開くように」と言われたのです。

「仲のよい姉妹，ずっとご近所づきあいもマメではなく，家族で完結して暮らしていたのを，要介護状態となってはじめて，閉じられた窓が外に向かって開き，外からの風が入ってくるようにいろいろな人が母にかかわってくれた。父のときは心臓病による急死で，何が何だかわからない状態で見送ったが，こうして多くの人にかかわってもらい，母は幸せだったと思う」と。

タエコさんのご挨拶を聞きながら私は，入院中のモトさんが，退院準備の住宅改修立ち合いのために自宅に外出したとき，窓の外を眺めて，小さな声で「もう一度家に帰れるなんて思ってもみなかった」と感慨深げにつぶやいた光景，「もうすっかり秋？」とまわりを見回したその表情を，改めて思い起こしました。

　そのあとは，認知症で日中独居のミホさんの在宅ケアを訪問看護・介護・リハビリチームがそのまま続けて約10年。最期も自宅で看取ることになりました。

　こうして，妹が亡くなったことをときたま忘れる，このなんとも愛らしい小柄な老婦人と，仕事をもつ主介護者をささえたのです。前半は介護が主でしたが，後半は看護の出番も多くなりました。その間，骨折での入院もあったり，タエコさんが遠出のときはミホさんのショートステイを組み合わせたりと，さまざまな苦労や工夫を重ねたことは，みんなのよい思い出になっています。

自宅を活用して一緒に「看多機」ができたら

　半年ほど経って，タエコさんと会う機会がありました。

　タエコさんは長年の介護でやはり無理をしていた部分もあったのでしょう，2人の介護をし終わったとき，少し体調を崩されたそうです。そして「この家も自分が生まれたころに建てられて，すっかり古くなりました。小さいながら都会の真ん中です。自分は家族がいないので一人でこれから生きていき，死んだらこの土地も国庫へ没収になるだけです。何かよい活用方法はないでしょうか？」という話になりました。

　それをうかがって「可能かどうかわからないけれども，このまちに看多機(看護小規模多機能型居宅介護)というものがあれば」と，心にずっとあたためてきた思いをお話しすると，「一緒にやれたらすばらしい」と意気投合し，準備を始めることになったのです。

訪問看護と並行しての新規事業準備にサポートを

　まずは事業助成を受けるために必要な行政とのやり取り，それと並行して近隣の方々や関係機関との交渉から始まりました。はじめて知るさまざまな書類上の決まり，制度上の縛り，建築や消防法にかかわる規制などにぶつかりました。

　事業申請に至るまでには，数々の細かい作業や相談・会議に多くの時間を費やしました。もう少し楽に準備が整わないものだろうかと，思うことはたくさんあります。しかしあとに続く人々のために，今，道を拓くのだと覚悟を決めました。看多機を制度のなかに組み込み，報酬体系に乗せてくれた先達のみなさんの尽力があればこそ，私たちは今こうして動き出せるのですから。

　このような書類申請事務を難なくこなしてしまう経営コンサルタントに依頼することもできるでしょうが，それでは訪問看護が看多機に取り組む意味や理念が薄まっていくような気がします。建物はうまく建ったけれど，人材や運営といった中身が整わないのでは元も子もありませんから。訪問看護事業を行いながら厳しい時間繰りのなかでの新規事業の準備に，力を貸してくれるコンサルティング機能を，専門職能団体がバックアップしてくれるシステムがあればと切に思います。

　そのうえ，新宿区の密集した住宅地での工事は，さまざまな苦労がありました。四谷・坂町に新築なった「坂町ミモザの家」ですが，土地は40坪ほどで接する道路が狭いため，工事のトラックは2トン未満のみに限られます。さらに都市計画法の定める「第1種中高層住居専用地域」であったため，訪問看護事業所の看板は掲げられないという規制がかかり，看多機の単独事業となったことは残念でした。この規制に関しては，日本看護協会をはじめとする関係団体の努力により，緩和の方向へ進んでいるそうです。私たちには間に合いませんで

したが，これから看多機に取り組む方々の礎になるでしょう。

訪問看護・くらしの保健室のご縁が看多機に

　古い建物には，それまでの長い歴史の思い入れと，片づけなければならないことが満載です。地主であるタエコさんの引越しや，古い家に残されたミホさんモトさんの荷物整理には，かつてかかわったヘルパーもボランティアとして手を挙げてくれました。お手伝いに入ったボランティアたちはグループをつくり，荷物片づけだけでなく，タエコさんの友人として，思い出の荷物の整理や，バザーへの献品準備などに精を出しました。そしていよいよ家の取り壊しのときの「見納め会」や，タエコさんの引越し先への慰問と，きめ細やかに，かつ「おせっかいおばさん軍団」などと笑いながら，苦労の多い仕事をこなしてくれました。

　新しい家ができるのはとてもうれしいけれど，引越しと考えただけで，気持ちが重くなってしまったタエコさんも，「ボランティアのみなさんが，ご近所さんのようにいろいろ誘ってくださり，気持ちが前向きになりました」と話していました。

　設計・建築の責任者は，建築家の浦口醇二さん。白十字訪問看護ステーション事務所，そして暮らしの保健室の設計もしていただきました。浦口さんのお母様とお義父様をご自宅で看取らせていただいた，訪問看護の利用者としてのご縁もつながっています。

　「私たちがめざすケアの原点は何なのか？」ということを，浦口さんは，私たちの在宅ケアを体験して実感されています。新しい事業でケアにかかわる人の意見を求めるため，ワークショップミーティングを何度も開き，検討を重ねました。実際に工事が始まると毎日，現場に足を運んで，素人ではとうていわからない専門的な施工への注文や，微調整をしてくれました。

資金融資の依頼は,地域での実績と理念を伝え

　2020年の東京オリンピックに向けた建設ラッシュもあって,建築費の高騰が続き,当初の建築費予算を変更せざるをえない事態も生じてきました。

　白十字訪問看護ステーションが主事業の株式会社ケアーズは,人件費率が7割の中小企業。ストックが十分ないなかでの建設費用の捻出は難しいのです。融資をお願いすることになり,顧問会計事務所との相談,交渉を行いました。これまで私たちの成してきた事業の理念を伝え,「すぐに回収はできないかもしれないが,地域にとっては必要なサービス！ 訪問看護が行う,究極の地域包括ケアのひとつです」と心意気を伝え,融資をお願いする金融機関にも資料をそろえて,納得していただけました。

　地域で訪問看護・訪問介護事業所を長年続けてきた,その実績のうえに立って看多機をつくる計画。地域の方々に,もっと,在宅ケアのよさを知ってもらい,希望する方が在宅で暮らし続けられるように。そのためのバックアップ機能となる包括的なサービスが看多機です。いずれはこの建物で,暮らしの保健室のような機能もと,夢を描いています。

　看多機という「もうひとつのわが家」を上手に利用していただきながら,病院から家に帰れる人を増やすお手伝いができたらと,心から願っています。

地域包括ケアはもっとやさしく，もっと自由に

「坂町ミモザの家」で中島紀惠子氏と語り合う

地域包括ケアに必要なハブ——看多機づくりを例に

中島 月刊誌『訪問看護と介護』（医学書院）での秋山さんの連載「在宅ケア　もっとやさしく，もっと自由に！」はいつも拝読しています。このタイトル，いいですね。ここから当事者へのエールと秋山さん自身の活動マインドを感じます。そして秋山さんのこれまでの仕事のなかに貫かれている精神が，この「坂町ミモザの家」に結実していると思い，今日やってきました。

　私が長年かかわってきた認知症の人たちの看護のおもしろさは，「うんちをする」「眠る」という行為が「人間を知る」「生活を知る」ことにつながっていることでしょうか。そのような想像力を，どのぐらい手に入れていけるか。彼らが教えてくれるわけではなく，「これかも？」「あれかも？」と考えながら付き合っていく。その認知症の人たちの謎を解くようなおもしろさは，私が専門的他者だからこそ，家族に伝わらない悲しみや怒りがわかるわけです。そういうことが「わかる」場として，また私たち看護だけでなく，社会や世間にも開いている場として，看多機があればいいと思います。

　まず，この坂町ミモザの家について話していただけますか。

秋山 坂町ミモザの家の名前の由来ですが，もともとここがミホさんとモトさんの姉妹が住んでいた家なので，「ミ」と「モ」を取りまし

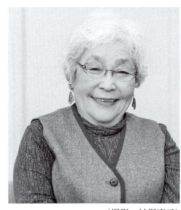

中島紀恵子　なかじまきえこ
新潟県立看護大学名誉教授，北海道医療大学名誉教授。
高知女子大学家政学部衛生看護学科卒業後，保健師を経て千葉大学に着任。時代に先駆けて認知症の電話相談を研究室で継続し，以来，教育，実践，研究にわたって，わが国における老年看護学の礎を築き，その発展を長きにわたって牽引。著書多数。近著に『新版認知症の人々の看護』（医歯薬出版）。

（撮影：神保康子）

た。またこの新宿区四谷坂町は少しおしゃれなまちなので，こじゃれた感じを出したいと思ったのです。

　このお2人に私たちは訪問看護として10年近くかかわらせていただきました。生計をささえていた娘さんのタエコさんが介護離職をしないですむように，3人の暮らしを支援することができたのです。

要介護が2人なら一緒に在宅で「みる」という手も

秋山　そのタエコさんが最初に相談に来られたときは，伯母のミホさんの認知症が進んでしまい，介護保険を申請してサービスを使いたいということだったのです。でも，よくよく話を聞くと，母であるモトさんが脳梗塞で倒れて入院している。なのに，そのモトさんを家でみるという発想はまったくなかったのです。

　私からすると，2人を一緒にみたほうが，介護保険サービスがあわせて使えるし，どれだけいいだろうかと。実際に，それが可能な人たちを何例もみてきましたから。そこで「おうちでみるという手がありますよ。むしろいちばん心配なのは，お母さんのことではないですか」と提案したところ，娘さんは「えっ？　そんなことできるんですか」と。

それでさっそく，病院に入院しているモトさんに会いに行きました。すると，モトさんは首をうなだれ，経管栄養で，言語障害もあって「リハビリなんかしても無駄だ」と希望を捨てているようにみえました。

本人が何をめざしているか？そこに向かって

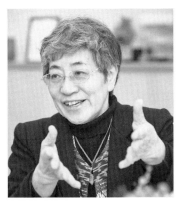

（撮影：神保康子）

秋山　でも，家に帰れるかもしれないと，私が運転してモトさんを助手席に乗せ，担当となる看護師とともに，住宅改修の立ち会いのために一度自宅に戻ったのです。その病院からほんの15分ぐらいの道中，それまでずっと下を向いていたモトさんが，スーッと顔を上げてまわりをみて「生きて帰れるとは思わなかった」とポツリ。それ以上何も言わなかったけれども，たぶん「娘の足手まといになる自分は，リハビリをして元気になるより，消えてしまったほうがいい」と思っておられた様子でした。

　その方の本当の気持ちを聞き出すことは，本当にやさしく粘り強く，それこそ発想を自由に変えていろいろ対応しないと難しいのです。

　その後，鼻からの経管栄養だったモトさんが，ベッドサイドでの個別リハビリによって端座位が取れるようになり，背筋が伸びてくると，飲み込む力もつき，管を外して，左手を使って嚥下困難食を食べられるようになりました。

　やはり，すべてをあきらめるのではなく，何のために，どういうことをめざしているかという，当事者の思いをしっかり受け止め，みんなと一緒にそこへ向っていければ，希望をつないでいくことができま

す。その結果，急性期病院からリハビリのための施設に移ったときに，モトさん自身が，「もっとしっかりしたものを食べたいから入れ歯を合わせたい」と言い出すに至ったわけです。

　入れ歯のことはケアする側が気づいてもいいはずです。ただ急性期病院に入院したときに義歯を外してしまい「鼻から管を入れた人に義歯は要らない」という判断だったのでしょう。義歯を直してピタッと合うと，しっかり噛んで食べられます。そのときに私が感動したのは，モトさんが尊厳を取り戻したことでした。麻痺した口の右側から食べ物がこぼれるから，いつもよだれかけのようなものをかけていた。それが義歯を入れたことで，きちんと口をつぐむことができて，口からこぼれなくなり，「私はこのよだれかけを卒業したわ」と。さらに，そばにタオルを置いて，こぼしたら自分で拭けばいいと……。

中島　本人が，それを？

秋山　そうです。だから，モトさんはこぼさなくなったことがいちばんうれしかった。タオルがあれば，自分で拭ける。私たちは，そういうことも考えられるケア提供者でありたいと思います。

気持ちを引き出し，ささえ続けた10年

中島　お話を聞いて，すごいと思うのは，「2人ともおうちでみたら？」と提案したときに，その生活をイメージして「よくなるはず」と確信するその想像力。それと，モトさんの当時の状態からすると，退院はたいへんなことですが，交渉しながら連れて帰る実行力。そして，みたことや考えたことを家族にきちんと話せる。

　そういう何かを乗り越えていくコミュニケーションが，モトさんの気持ちを引き出した。こんなことをやれたら，言えたら，何とかなるかもしれない，あなただったら助けてくれるかもしれないという，その気持ちを引き出した。それは，とても大きなことだと思います。

　それと，とてもおもしろかったのは，猫が命より大事なミホさんの

話。よく 10 年近くも猫と一緒に認知症の彼女を自宅にちゃんといさせてくれたって，これはすごい力だと思います。

　「猫さえいなければ，あれもできる，これもできる」と，私たちはおせっかい屋だから，そう考えてしまいがちじゃないですか。娘さんも，よくがんばったと思います。それを 10 年近く。本当の継続看護とは，こういうことだと思います。

　でもそれは「看護を続ける」という話じゃないのね。ずっと続けて「みる」ということだけど，それはそこに住む人が自分のアイデンティティとか，自分が生きて目にしてきた風景や自分の生活を営んできた大事な場所を中心に据えて，「みる」ことを続けることだし，秋山さんたちは相当な努力をしてきたわけでしょう。その努力というか戦略，戦術がすごいと，感動しました。

秋山　あんまり構えてないですね。そこには猫が何匹もいて，猫にどうしてもこだわるご本人がいる，これは動かしようがないと判断したわけです。だから，そのなかでどうしようかと……。もちろん，デイサービスにつなげようしたり，いろいろ試みましたが，猫たちはご本人の大事な友達なのです。

　10 年の年月，ヘルパーも看護師も何人も交代しながらかかわった間には，猫以外にも，本当にいろいろなことがありました。

中島　自宅にいれば，本人にとってもおもしろい日々ですよ。

秋山　かかわっているみんなは，ミホさんから幼いころの思い出話をくり返し聞いているのです。すると「このごろ，海にザブンと飛び込む話をしなくなってきたね。今度水を向けて，もう 1 度思い出してもらおう」とか，ミホさんの人生のストーリーをわかったうえでかかわっていく。ホームヘルパーと訪問看護師でそういうチームができているのです。

　それが病院のなかだけの経験だと，かかわりがせっかちになりますよね。

中島　病院では，何をするかを決めて患者さんのそばに行かないといけないし，何かをじっと待つことは，病院の仕事じゃありませんからね。

　「在宅でいこう」と考える秋山さんをコーディネーター役として，かかわる訪問看護・介護のみんながお互いを信頼しながら進むプロセスなのですね。このごろは，多職種連携とよくいわれますが，連携は，当事者が織りなす数々の言動や状態に想像力を働かせて「事件」として語り合えることが重要じゃないかと思います。そのように「事件をみる目」を中心にいろいろな意見が出て，「いいんじゃない？　それで」というプロセスをくり返していく。

　考えてみると，そもそも正解なんてないわけです。でも，私たちは正解を探しながらやっている。日々正解を探りながら話し合うことが，よかったのでしょう。

　ミホさんもモトさんも本当に楽しかったでしょう。よくなっていくわけですから。ミホさんも，認知症がほとんど悪化せず，寝たきりにならずに亡くなっているでしょう。素敵よね。こんな人生って。

退院直後の密なケアで，必ず落ち着く経験則

秋山　じつは，ミホさんは途中で骨折して入院しましたが，それでもなるべく早くおうちに戻しました。入院中も，担当の訪問看護師やヘルパーが病院にお見舞いがてら様子をみに行き「もうそろそろ連れ出そう」と，みんなでアセスメントをする。そのタイミングで「奪還作戦」を練って，病院側と交渉して自宅へ帰ってきたのです。

中島　そのあたりをもう少し聞きたい。その自宅退院への「奪還作戦」は，訪問看護のリーダーシップがあるからこそできる。作戦を練る能力があり，そういうことを考えることが楽しいのでしょう？

秋山　訪問看護側からすると，入院している間は「できるだけ早く奪還せねばならぬ」という状況です(笑)。

もちろん，病院側が「こんな状態で帰れるのか？」と思ったとしても，私たちは同じようなケースをたくさん経験しているので対策がわかるのです。退院直後の不安定な間は訪問を頻回に入ります。密にケアをすれば10日ほどで必ず落ち着くという経験則をもっています。ここで，想定する状態にもっていくために，どんな訪問メンバーを集めるか，誰が何をできるかと，作戦を立てるのです。
　その根底には，ご本人は力をもっているしその力を引き出せるはず，という確信があります。

病院の事情を察しつつ，退院前カンファレンスを依頼

中島　それを病院側にどのように伝えるのですか？
秋山　「病院のみなさんもたいへんですよね」と，病院の方たちの気持ちも察したうえでコミュニケーションをとるようにしています。在宅ケアだけがいいことをしているのではない。病院でも，毎日話し合いながらケアに努力しておられるし，病棟で夜間ずっと落ち着かない人をみるのは，とてもたいへんだと思います。
　だから「おうちに帰ったらきっと落ち着くと思います。私たちはそういう体制を組むので，ぜひ退院前カンファレンスをしてもらいたい」と話すわけです。
中島　すごいのは，いろいろと準備万端に整えて「大丈夫です。退院させましょう」と病院に話したことです。それもじつにさりげなく。「チーム秋山」みたいなものがあるんでしょうか。
秋山　いいえ私は，もううしろに退いていて，「チーム白十字訪問看護ステーション」が積極的なんです。たとえ病院側と退院支援・調整のカンファレンスができなくても，自宅退院に向けて動いています。
　退院調整カンファレンスは加算がつくので行く，のではなくて，そのずっと前から（入院したときから），利用者さんの様子が気になるので，担当者がそれぞれ自由に面会に行って，病院の看護師さんに挨拶

をしているのですね。

　そうすると，病院の方も「ああ，訪問看護師さん？」となり，「〇〇さんがお世話になっています。このごろ，どうですか」と，お互いに構えないで話ができる関係になり，「そろそろ退院ですよね」という会話が普通にできます。それで，退院前カンファレンスもいいタイミングでできるのです。

　よく「顔がみえる関係」とか「連携」といいますが，それより前に，私たちは真ん中にいる患者さんがどうしても気になるし，その人が希望するのであれば，どういうかたちで元の場所に戻れるか，そのための準備だから，その人のまわりの人たちと仲良くなることが大前提です。

自分がしたい看護を自分の言葉で自由に表現できること

中島　こうした自由闊達な活動ができるようになるには，訪問看護の実績がある白十字訪問看護ステーションの暖簾がモノをいったわけですね。それでも，秋山さんたちが「自由人」でいられるのは，そう簡単なことじゃないと思います。その「自由人」をどうやって育てるか。自由でありたいと思っても，「自由人」になるのはなかなか難しい。

　看護教育や看護の実践の質のよさというのは，ここにかかっていると，私は思いますね。何かを乗り越えていく力。秋山さんは現場にいてどのように考えていますか？

秋山　自分の言葉で，自分のやりたいことをきちんと表現できるかどうかにかかっていると思います。白十字訪問看護ステーションでは，自分の言葉で表現する事例検討をかなりしつこくしています。いろいろな考えをもっていいし，それを表現することを妨げないのです。職員それぞれが，自分できちんと考えて表現してくる。それができないと，この白十字では勤まらないです。

中島　訪問看護と看多機は地続きだといわれますが，それがなぜなの

か，いまの秋山さんのお話でわかりました。自由に発想する，自由な場がある，こんな強みはほかにない，それが看多機の本質だろうと思います。

　そこには，家族や本人の意向もあるわけですが，本当の意味で「Advocate」「尊厳」が読み取れるのですね。Advocate というのが，Respect というか，お互いに敬意を表わし合うということに，基本的な人権の根っこがあるわけです。Advocate することと敬意が地続きになるということは実践のなかで意識的にすることはあまりないでしょうし，なかなか明言できるものでもないけれども，看多機をやっている人の言葉の端から私はそれが読み取れて，おもしろいと思いました。

高齢者の「回復」は，穏やかで緩やかなカーブ

中島　かかわりのなかで，利用者さんの表情が出てきたり，食べられるようになり「うまい」「まずい」がわかるようになったり，「回復」する話がありますね。この「回復」は，病気が回復するだけではない。そこが在宅看護の醍醐味だと思います。

　私は老年看護学が専門で，老年看護学は単純な「回復モデルではありません」とずっと主張してきました。でも，回復モデルじゃないとしたら，老年看護にふさわしいモデルは，どういう言葉で表現できるだろう？　と探求しています。

秋山　いま，フレイル（虚弱）という可逆的な状態を見極めて，回復させることが栄養や嚥下機能，運動能力などいろいろな観点から言われていますね。いったんフレイルになった状態をそのままにしておけば，どんどん悪化方向にいくけれども，生活のなかで元の状態に近いところまで戻すこともできる。

　ガタンと落ちて低空飛行するのではなくて，「回復」と「悪化」というサイクルが回っていて，そのサイクルのなかで穏やかで緩やかな

カーブに戻すことは可能であると思います。それが回復できない不可逆的なところまできたとき、そこがエンド・オブ・ライフであるということです。

　もちろん身体能力を回復させるために，その人の生きがいとする目標をゴールにして努力をする人もいます。たとえば，モトさんは「食べなければ，家に帰ってからしっかりできないので，食べよう」と思ったから「義歯を何とか直してほしい」と言ったわけです。そこにちゃんと動機づけがある。それは大切な，みんなで目標にして動いていくべきことだと思います。

　本人がもっている力。そこが，穏やかで緩やかに衰えていくと，最期はとても静かです。私たちがみていても，ギリギリまでちゃんと座ったりすることができて，それでもやっぱり「命の終わりはあるんだな」ということを，みんなが納得したうえで見送れます。それが病院では，ガタガタ，そしてズドンと落ちてという状態になりがちなので，そうではないところにのせたいですね。

「ねばならない」の枠を外すとみえてくる

中島　何かを「する」力ばかりではなく，「しない」で見守る力も同じくらい大事ということですね。

　看護師は何かを「する」ことを教わってきていますから，すぐに何かをしたくなります。私もそうで，自分ではずいぶん気をつけているつもりだけど，何かをしないと耐えられなくなる。でも，そばにいないとわからないことがあるし，隣にいて，お互いにタイミングが合ったときに何かができる。それまでは「してはいけない」と教えてもいいぐらいです。

秋山　そうですね。

中島　何もわからないときはわかるまで，ご本人が何かを発信してくれるまで，待つ。よく「寄り添うケア」といわれるけど，単にそばに

いても，私たちの想像力の訓練が足りないと，それはできない。黙って立っているのではなく，何が起きているのだろうとか，何を求めているのかなとか，オタオタしたりドキドキしたり，そこにいるのが耐えられないぐらいガックリきたりとか……。人のお世話をするということは，そういうことがいっぱいあってはじめてできるわけでしょう。

秋山 いまの急性期病院では，せん妄を起こした認知症の方を看ても，「次の業務に行かなければ」とうしろ髪を引かれながらその場から去らざるをえない。心の声に目を背けることが多いのが，現実だと思います。その意味では，在宅ケアでは訪問先での時間が与えられているので，落ち着いてその場にいられるのです。観察することも，その場にずっといないといけないことも，たいへんでしょうと言われるのですが，「この人はいま，何をどう感じているのだろうか」と観察するのも，人間的な興味というのか，少し角度を変えてみるとみえてくるものがあるので，ただ，たいへんなわけではありません。

「ねばならない」とか，「しなければいけないことがある」という枠を外したところに，じつは在宅ケアの醍醐味があります。

中島 さっきの「自由人」の話に戻りましたね。

秋山 そうすると，今度は相手の方がいろいろなことを開示してくれる。「えっ？ こんなことも言うのかな」と思うことが出てきたりもします。そういうモザイクを組み直していくと，総合的に「この人」がわかってくる。

中島 その組み直し方ね。

秋山 おもしろいですよ。

地域包括ケアに必要な「自由人」の発想

中島 それこそマニュアルやガイドラインと対極ですね。マニュアルもガイドラインも，「そこから，あなたの看護があるんだよ」という

ためにあると思うけど。そのことを，このごろしみじみ考えているのです。いま，認知症ケアの関連でも，基準やケアパスを中心に地域包括ケアに取り組んでいますが，秋山さんのように，事例検討会を自由闊達にするなかで気づき，それらを乗り越えてもすべきことをしたがるパワーがないとね。

　多職種チームが先にあるのではなく，そこに問題を抱えて困っている人がいるからチームがあるのです。その人が何を求めているか，それに対して私たちはどうするのか，そこで合意に至る過程がある。その過程で，ああだこうだと話し合い，「これをやってみようよ」と提案したりする。そのとき最初から正しい答えを探すのではなく，とりあえずの作戦だとか，戦略だとかという，その「とりあえず」の方向性を話し合う事例検討会がすごく大事だったのですね。

　先ほどの，生活のなかで「回復」する話は，かなり確信をもった喜びにあふれた言動だと思います。医療処置で回復したのでは決してない。

秋山　そうです。

中島　お話をうかがいながら，秋山さんたちの実践の先にあることを，私なりに読み解けたことがいくつかありました。

　ひとつは，看護師はもっと想像力豊かな自由な仕掛け人になりえること。その仕掛けとは，かかわり手みんなが参加する事例検討会であり，「事例」といわれる当事者のリアルな出来事を分かち合うなかで，言葉が磨かれ，すべきことの選択肢も，タイミングの幅や許容の幅も大きくなる。こうした互いの活動に対する信頼が「自由人」であり，専門家として最も大切な基本であること。

　第2は看多機がコミュニティの地縁づくりの土台を築き，また患者，利用者の本来もっている生命力・生活力を引き出すことができる専門職を育てていく場になるだろうことです。

　　　　　　　　　　（2016年2月9日，坂町ミモザの家にて収録）

第 3 章

住み慣れた場所で最期まで暮らす
地域包括ケアのささえ

　地域包括ケアは，住み慣れた場所（地域）で，医療や介護を上手に使いながら，できるだけ穏やかに最期まで暮らす＝aging in place ということです。在宅ケアのなかで出会った，最期まで地域で暮らし続けた人々からたくさんのことを教えてもらいました。

穏やかな老化の過程に寄り添う

　老化の過程を徐々にたどり，たとえ認知症があって，そのうえ一人暮らしでも，看護が予防から看取りまでを意識してかかわることで，医療を重装備化せず，穏やかな経過で，地域のなかで，自宅で看取ることが可能です。

　これは，看護がその特徴として，医療の知識をもち，その人にこれから起こる変化を臨床的に推論しつつ，今の状態をできるだけ維持し，生活を基盤とした日々の暮らしのなかでの健康を，家族とともに見据え，ささえることに主眼を置いているからです。症状だけに着目せず，生活全体を見渡し，そのなかでの身体機能の低下をいち早く察知しながら，できるだけ緩やかな過程をたどれるようにしていきます。これが，看護が果たせる役割だと思うのです。

　こうした「穏やかな老化の過程」には，ヘルパーはじめ介護職の方々との，信頼関係に基づくチームワークが必要なことも，あわせて強調したいと思います。

在宅看取りのバトンタッチ
──訪問介護・看護・診療でささえたノブさんの14年間

　ノブさんは，大きなお寺に一人暮らし。認知症・悪性貧血・心不全

があり、96歳で亡くなる1年ほど前には乳がんもみつかりました。それでも自然な経過のなかで、多くのヘルパーの力を借り、訪問看護・訪問診療が入り、しかし1度も入院せず、都内に住む娘さんご夫婦やご近所の見守りも助けとなって、最期まで住み慣れた家で過ごされました。

　担当看護師は語ります。「最期を迎えるまでの長い経過のなかで、医療が先行して処置が押しつけにならないように、変化が起きる要所要所で早めに対応しながら、要介護5になっても、まったくの寝たきりにはならずに過ごせたことは、ふりかえってみると大いなる学びの宝庫でした」と。

　ノブさんと私たちのかかわりは、僧職のご主人が前立腺がんの骨転移で自宅療養中のときに、訪問看護にうかがったのが最初でした。まだ介護保険制度ができる前のことです。
　ご主人は、91歳で亡くなる前日に、ノブさんに言い置きます。
　「一足先に向こうに行くけれども、よい席を用意して待っているから、席の用意ができるまで、今しばらくこちらで務めを果たすように」。
　この言葉は、くり返しが多くなっていくノブさんがいつも唱えている呪文のようでした。「あの人は人がいいから、よい席がみつかったら、誰かに譲ってしまうに違いない。だから、まだ私にお迎えは来ないのよね」と。
　ご主人が亡くなってはじめのころは「一人暮らしは気が楽でいい」と言っていたノブさん。しかし、次第に食事をちゃんと食べられない状態となり、昼夜が逆転するなど、時間の感覚もあやしくなってきました。ごみ収集の曜日がわからなくなり、間違えて出したごみ袋に「ボケ！」と書いた貼り紙がしてあるのをみて、「とてもショックだった」と語っていました。

そのころから少しずつ，ヘルパーによる生活支援が始まります。しかしノブさんは，できるだけ人の迷惑にならないように，娘さんの足手まといにならないようにと，がんばってできることをやっていました。

お寺の仕事＝戸締りも，天気が悪い日には辺りが薄暗く，日暮れと勘違いして午後2時には雨戸を閉めてしまう。ヘルパーが電話をかけても，受話器が上がったままで通じない。そのため心配になり，近所の方に見守りに入ってもらうなどの支援も始まりました。

看護師は，ノブさんが少なくとも1日1回はきちんと食事をし，彼女の日課であるお寺の戸締りが安全にできるように，夕方にヘルパーが入るケアプランを立て，健康状態をそれとなく見守り続けていきました。

デイサービスよりも，「お寺の留守番が私の仕事」

ちょうどこのころ，介護保険制度が始まり，ノブさんは要介護1と認定されました。それから徐々に，お風呂に入るのが億劫になり，失禁もときどき起こるようになりました。曜日の感覚ははっきりしなくても，お墓参りに来た檀家さんのお名前はすっと出るし，お寺の部屋の位置関係ははっきり把握しています。認知機能の低下はあるものの，しっかり記憶している部分もあり，生活能力もある状態でした。

ノブさんはデイサービスを勧められても，「絶対行きません。だって，私にはお留守番という立派な仕事があるんですから」と言い続けました。

そうこうするうち，室内でよく転ぶようになりました。ですが，転んでも骨折はしません。細い身体ですがしっかりされていました。

ヘルパーの生活支援が少しずつ増え，夜間は紙パンツ，昼間はトイレという状態になったころ，ノブさんは人手を借りることを憂いて「もう私は無用の長物だから，早くお迎えが来ないかしら」とくり返

すようになりました。そんなとき「ノブさんにはお勤めがあるのではないですか？」と看護師が問いかけると，にっこり笑って，「猫よりましなお留守番なのよ」とうれしそうに答えたと，看護記録に残っていました。

「一人はさびしいですか？」という問いには，「そりゃあさびしいわよ。でもね，人はみな孤独なものよ。人に大勢囲まれても，孤独は孤独。孤独を生き切るって大事よね」と立派に答えたそうです。くり返しの多い会話のなかで，看護師が根気よくノブさんの言動に耳を傾け，言葉を引き出し，その言葉に感動しながら記録に残した姿がみえてきます。

日時や季節の認知もあやしくなり，入浴は介助なしでは難しくなって要介護3と認定されたころ，ノブさんのお寺での一人暮らしも6年目を迎えていました。

風邪からの脱水症で点滴──医療を重装備にしないケア

2006年，90歳になったノブさんは，夏の終わりの軽い風邪から脱水を起こしてしまいました。

看護師は早急に対応し，自宅で点滴を始めました。このとき，ノブさんははじめは静かでしたが，点滴を嫌がって管を抜こうとされます。そして，急に「ここはどこかしら？ 病院？」と尋ねたそうです。

この出来事から，看護師は「ノブさんに唯一残された場所の認知，つまり住み慣れた家への認知能力も，点滴という医療的な要素が入るだけで損なわれてしまう」という事実に気がつきます。「できるだけ，こうならないようにしなければ」と，このとき強く思いました。

つまり，介護度が上がっても，「重装備にしないキュアとケアの組み合わせを考える」ことが重要だということ。とくに認知症の方への「緩やかな経過に沿った，その人の生活のなかでのちょっとした変化に応じた看護」は，まさに熟練した在宅ケアの技といえるのではない

でしょうか。

「救急車は絶対呼ばないで」とあちこちに書いて迎えたその日

　このころ老衰は一段と進み，ノブさんは要介護4になりました。心不全の指標である血中BNPは375（基準値は18.4 pg/mL）。ケアプランは，1日に複数回の訪問介護，1週間に2回の訪問看護になっていきます。

　ベッドで寝ている時間も増えてきました。それでも，着替えをし，食事のときは手を引いてもらいながら台所のいつもの椅子まで歩き，トイレもできるだけ誘導するというヘルパーとの協働が続けられます。気分や調子にムラがあり，日によって変動も大きく，そのつどヘルパーも一喜一憂。徐々に弱っていくノブさんの姿を，ご家族にそれとなく伝えていく様子も看護記録につづられました。

　どんなに気をつけていてもむくみが出だした，亡くなる前の2年弱。心不全や貧血がやはり進んでいきますが，ここでも乳児用のシロップ剤をうまく使って貧血改善を試みた程度で，重装備の医療にはなりませんでした。

　ノブさんは，91歳のご主人を在宅で看取ったときの経験から，"自分も最期まで家で"と，心に決めておられたようです。電話のそば，玄関の壁などあちこちに「救急車は絶対呼ばないように。訪問診療と訪問看護に連絡してください」と，書いて貼ってあったそうです。

　そして，ちょうど娘さんが来ているときに，亡くなられたのでした。「ギリギリまで，母はポータブルトイレに座り，ベッドに戻ったら安堵したのか大きな息をして，しばらく息が止まり，『お母さん』と声をかけたらもう1度息をしてくれたけれど，それから止まってしまって……」。

　「終わりよければすべてよし。なんか短かったような気がして，あまり覚えていないのよね」と明るく語る娘さんは，「母は寝ていたか

ら何もしていないようだけれど，やっぱりあのお寺を守ってくれていたと思う」とも語っていました。

　ノブさんは若いころ，経管栄養で5年間生きたお姑さんを病院で見送ったときに「自分はあんなふうにはなりたくない」と，つぶやかれたそうです。娘さんはその言葉も，受け止めていたのでした。

落ち着いた
お別れの場面をつくる，
看取りケアの技

　訪問看護の同志である友人5人との久しぶりのおしゃべり会で，Fさんが，ご主人を亡くされた奥さんのエピソードを話してくれました。Fさんは，訪問看護の利用者さんが亡くなったあと必ず，グリーフケアでご遺族を訪ねています。

　その奥さんは80代で，いつもていねいにケアをされていたので，「看取られたあとも悔いがないのでは？」と尋ねたところ，「心残りがある」と言われたそうです。

　連れ添って58年，そのうち20年近くは透析もしていました。「ありがとう」という言葉を忘れなかった夫だったし，自分も精一杯ケアできたと思っている。でも，1つだけ心残りなことがある，と。

　それは，亡くなる前日に，ご主人がじいっと奥さんをみて「あいしてる」とはっきり言ってくれたのに，「81歳にもなって，まあなんてこと言うの」と，照れてはぐらかしてしまったことでした。結局，それが最期の言葉になってしまったから，「最期だとわかっていたら，ぎゅっとハグしてあげたのに」と後悔していたのです。

　Fさんは，「奥さんは，ご主人がもうすぐ逝ってしまうと思わず，まだ先が残されているような気がしていたのね」とふりかえります。「この奥さんとはターミナルになったらどうするかということも話し

合い，十分にケアさせてもらって，もうそろそろ，という感じではあったけれど，直接ケアしている人には，まだまだという思いだったんでしょうね」。

いつもは「ありがとう」と言う人が，ちょっと立ち止まるように，じいっと奥さんをみて言った「あいしてる」の一言。そのご夫婦を知らない私でも，ジーンとします。

集まった5人は，みんな，超がつくベテランたち。このエピソードから話が弾みました。

最期に「ありがとう」という感謝の言葉がなく，物足りないと思ったご家族の話。

「でも，大正・昭和一桁生まれの男性は，そんなこと簡単には言わないよね」「そこを演出するのも訪問看護の役目ではないかしら？」と話が発展しました。

本人も，心では「ありがとう」と思っているのだったら，家族の目の前でそれを表現できるような会話や場面を引き出す演出も，訪問看護の匠の技ではないか，と。

夫の最期の言葉「あいしてる」に応えられなかったと後悔している奥さんに，「いつか天国で会ったときに，思いっきり抱きしめてあげれば？」と伝えたというFさんの言葉に，さまざまなことを思い出した時間でした。

看取られる人，看取る人，別れを意識するきっかけを

友人の話を聞きながら私は，超高齢のお母さんが望まれるとおりに自宅で看取られた60代後半のカズコさんを思い出していました。久しぶりにお会いして，お母さんの思い出をお聞きする機会があったのです。

「母は自宅でぼうっとしていることが多くなったころ，病院や施設への入所をみんなが相談(サービス担当者会議でしょうか)している

と,『ここにいる』と主張していたの。最期まで家にいられて本望だったと思う」と,思い出話になると,認知症の苦労話もほのぼのとしたストーリーに変わっていきます。
　カズコさんのことを,お母さんは看護師と思っていたらしく,「ちょっと,お願いします」なんて他人行儀に言うから,はじめはさびしい気がしたけれど,まあいいかと,「ハイ,なんでしょう」なんて応対しながら,お母さんの話を聞いたこともあるそうです。
　夜中に「さびしいよう,怖いよう」と大きな声で叫ぶから,「ご近所には,老人虐待してるんじゃないかって思われたのではないかしら」と心配したこともあったそう。「最後の2週間はとろとろと寝ていることが多くて,それでもトイレにだけは自分で行こうとするから,ベッドからずり落ちてしまって。訪問看護の緊急電話でみなさんに来てもらったりもしましたね。なんだか,懐かしい」。
　そんなふうに語ったあと,「だけどね」と前置きして,「最期にね,『ありがとう』とよく言うでしょ？　あれがなくて,ちょっとさびしい思いなのよ」と,いつもさばけているカズコさんらしくない本心をちらり。
　そこでカズコさんには,お母さんはいつも,娘の自慢話をしていたこと,言葉にしなかったとしても,カズコさんへの感謝の気持ちは十分にもっていたことを,訪問看護にかかわった者としてお伝えしました。
　そして,こんな話を続けました。日本人は,日ごろから,「ありがとう」と感謝の表現をすることは少ない。「すみません,ごめんなさい」も人によってはよく使うけれど,あまり多くはないので,ありがとうという言葉を引き出すには呼び水がいる,と。
　「これまで長い間,私たちのためにがんばってくれてありがとう。本当にご苦労さまでした」――亡くなりゆく人にこの呼び水の言葉を言えるのは,介護・看護を行ってきたご家族です。大切な人との別れ

を自分も受け止めて，愛情をもって「お疲れさま」と言うには覚悟が必要。この覚悟のうえに，今生の別れを感謝の心をもって伝えられるかどうかが，問われます。

　看取るということは，看取られる人も，看取る人も，お互いに別れを意識したかかわりをすることなのではないかと。

　「呼び水ねえ。両親とも見送ってしまったから，もう使えないけど，覚えておくわ。そうねえ，人って，相手から言われれば，自分もありがとうって言いやすいからね」とうなずくカズコさん。

お別れができるうちにコミュニケーションの場面を

　最期の場面は，「息を引き取る瞬間」ではなく，「その数日前からの時間」も，家族の心に残る最期の時間となります。その体験が，残された家族・友人にとって，成功体験になるか，悲しすぎて思い出したくない体験になるかの，分かれ道ではないでしょうか。

　その貴重な時間が，あわただしい医療処置で失われてしまうのは惜しい。十分にお別れができるうちに，非言語のコミュニケーションも含めた「会話」が行われる環境設定が必要なのだと気づかされます。このタイミングを失うと，のちのグリーフケアに多くのエネルギーを要することになるでしょう。

　たとえ嫌なことが続いても，それを「意味ある体験」としてとらえ直すチャンスにもできる。けれど，すべての看取りの場面にそのようなサポートをしているかと問われると，難しい。いろいろな条件が重なり，検死になってしまったときも，その後のフォローは怠らないなど，訪問看護の超ベテランたちの話は尽きませんでした。

救急搬送，死亡，警察の検死となると……

　数日後，中堅の訪問看護師から，訪問して日が浅い利用者が救急搬送され，検死になってしまった例を相談されました。

「ご家族に話をうかがうと，やはりしこりが残っていて，最期に在宅生活をさせたのを悔やんでいたりする。こうならないように努力してきたのですが，どうフォローしたらよいのか……」と悩んでいます。

詳しく聞くと，ご家族が主治医に電話したら，状況変化を聞いて主治医が「救急車を呼ぶように」と言い，病院の救急外来に到着して死亡確認し「救急搬送後24時間以内の死亡で検死」になったパターンのようです。

そういう状況で，まず訪問看護に電話すれば，訪問看護師が自宅に飛んで行きます。これからどういう経過をたどるのかも判断しながら，主治医と連絡をとり（あまり乗り気ではなくとも），なんとか家族と訪問看護師と医師の連係プレーとヘルパーの協力で，その場で看取れるように段取りすることも可能になるのです。それには訪問看護師の気構えがいりますし，日ごろから，本人や家族の「その時」についての考えを，たとえかかわりが短期間であっても，聞いておく必要があります。

救急車を呼ばない約束をしていたにもかかわらず，家族が119番してしまい，心肺停止状態で救急隊が警察に連絡し，その段階で訪問看護に電話が入り「119番でなく訪問看護に連絡をと，あれほど約束したのに……」と思う例。その段階でも訪問看護師から主治医に連絡をとり，警察に病歴などを情報提供し「異状死ではなく，病死（あるいは，老衰・自然死）である」ことを強調して検死を免れ，主治医が死亡診断を書くことができた例。

また，主治医が電話で救急搬送を指示し，搬送先の病院の救急医が心肺蘇生を実施，2時間後に死亡された方。救急搬送後24時間以内だったので，その病院のルールで監察医務院に送られ，病理解剖になりました。このときは，主治医に訪問看護師が頼み込み，病歴やこれまでの経過について救急医と電話で話してもらったのですが，監察医

務院への搬送は止められませんでした。

つらい場面でも，思い出話のグリーフケアで現実を受け止める

　このような検死や監察医務院での検案になると，ご家族の動揺や不安は非常に大きいものです。担当看護師が付き添えたらよいのですが，次の訪問予定もあります。代わって訪問看護管理者が事態をよく受け止め，今何が重要かを見極めて，ご家族の支援に入る必要があります。

　検死で待たされている時間には，故人とのさまざまな思い出話など。「いろんな苦労もあったけれども，しっかり生き抜いた人でしたね」と人生をふりかえりながら，家族との関係や，介護の苦労話を聞き，称賛し慰労する言葉かけを，心を込めて自然に行うことが大切です。

　訪問看護師としての内心では，このようなご家族につらい事態をどうして避けられなかったのか，という反省をしきりにしつつです。

　「一生懸命看病していたあなたがいたから，今まで，生きてこられたと思いますよ」「あんなことも，こんなこともあった。あのときに，おかしなこと言って大笑いしたり」「怒って『家出する！』と啖呵を切って，『どうやって外出できるのよ』なんてね！」，泣き笑いの思い出話をしていくうちに，少しずつ事実を受け止められていく過程がみえてきます。

病院に行ったあとも，在宅ケアの手は離さないで協働を

　救急車に乗って病院へ行ってしまったら，そこで関係が切れてしまうのではなく，そのあとに起こる事実をずっと見届けながら，家族へのケアをあきらめずに続けることも，地域包括ケアのなかでの在宅ケアの役割だと考えます。

　もし救急車に乗ったところで手を離してしまうと，在宅ケアの印象

が悪いものとなり，別の家族や友人には，在宅ケアの道が選ばれなくなります。

　在宅ケアを選び，さまざまなサービスを利用しながら，住み慣れた地域で一生を終えられた人を間近にすると，その成功体験を人々に伝えたいと思います。身近な人の残した言葉を思い出せるような最期の日々を送れたら，どんなによいか。

　落ち着いたお別れの場面をつくるのも訪問看護師の看取りケアの技。ベテラン看護師から若い人へ上手に伝えていけたらいいですね。

在宅看取りの経験は、
病院での看取りも変えていく

看病にかかわる人を認め、ねぎらう

　6年前に末期がんのお父さんを自宅で看取ったナオミさんは、週に2回、午前中に暮らしの保健室へボランティアに来てくれます。お父さんの前に、心臓病を患うお母さんも、お父さんと協力して看取っておられました。

　ナオミさんは、暮らしの保健室に訪れた人の話し相手を根気よく務めてくれる、なくてはならない存在です。そんなナオミさんが、ある日「ちょっとお時間いいですか？」と、私を呼びとめて話してくれました。

　お父さんの7回忌の法事の席で、妹さんがしみじみと語ったそうです。妹さんは、ご主人が病気だったこともあり、お父さんの看病はなかなかできませんでしたが、姉のナオミさんを助けるように、お掃除や買い物をしていました。お父さんが亡くなったあと、遺族ケアで訪れた訪問看護師に「自分は何もしていないから……」と妹さんが言うと、訪問看護師は「いえいえ、あなたはお姉さんを助けるために家事をして、立派に介護に参加されていた」と慰めた場面もありました。

そして妹さんは"少しでも姉の助けになったら"と思ってしていたことを,「みていてくれた人が身内以外にいて,言葉に出して認めてくれたことが本当にうれしかった」と言われたそうです。

「7年も経ってそう言うくらいだから,よっぽどうれしかったんですよね」と,ナオミさん。私まで,心があたたかくなりました。

家族はどうすればよいのか──看取りの指南役は訪問看護師

ナオミさんの妹さんは,病気のご主人を看取り,その後お舅さんを病院で看取ることになったそうです。

自身のお父さんの在宅看取りのときは,「耳は最後まで聞こえている」と訪問看護師から教わり,耳元で声をかけると,お父さんは思い出したように息をしてくれ,自分と娘(孫)を待っていたかのように息を引き取った,という経験をおもちでした。

そのお父さんの最期に倣って,お舅さんのときも,病院でしたが耳元で大きな声で「お義父さん」と,義母や義妹が間に合うようにと,一生懸命声をかけた。そうしたら,その声に応えるように息をしてくれて,お義母さんたちが間に合ったのです。

妹さんは「父のときのことを覚えていたから,舅のときも怖いと思わずに声をかけられた。父の看取り経験が生きていると思った」「自分の声は,お義父さんにきっと聞こえている,父のときのように待ってくれると自信があった」と何度も話したそうです。

私が「看取りの文化を取り戻そう」と日ごろからあちこちで話しているのは,具体的にこういうことです。

今,病院死が多くなっています。亡くなりゆく人に対して,「もう自分たちにできることはない」とモニターの画面をみるだけの「管理された死」。最期のお別れの場面なのに,ご本人に語りかけたり,手をさすることもできなくなっているのです。人間らしいつながりのな

かで看取る文化が失われていくさまを何例もみていて，半分あきらめてしまいそうになります。

でも，決してそういうことばかりではない。自宅で，亡くなる人に手を触れ看取った経験は，病院での死にも活かされるという事実が，ナオミさんの妹さんの体験からもわかります。

在宅での看取りにモニターはありませんが，人とのつながりのなかで看取られることに意味があり，残されるご家族は「豊かな死」を経験されます。

こうした場面で，ご家族がどうしたらよいかを指南するのは，訪問看護師の役目だと思います。歌舞伎の黒子のように目立たず，しかし，なくてはならない役目が。

ご家族が十分にお別れできるよう，「さすってあげてください」とスキンシップを促し，「耳元でお話ししていいのですよ」と声をかける。そういったことをタイミングよく伝えることも，看取りのケアではないでしょうか。

"看取りの文化"を取り戻し，引き継ぐ

在宅看取りの経験が，病院死の場面でも応用されることを知ると，一人ひとりの在宅看取りをていねいに行うことの意義を，改めて感じます。看取りの文化を取り戻すということは，何か特別のことをするのではない。人々の営みの，こうした場面の積み重ねのなかにあるのです。

妹さんのお舅さんは今ごろ，先に逝った息子さん（妹さんの夫）と天国で出会って「嫁の声かけで，妻と娘が臨終に間に合ったよ」と，報告しているのではないかしら，と想像がふくらみます。

病院では，家族が到着するまで何とか命をもたせるために心臓マッサージを続けることも多い昨今です。でも，家族の渾身の声かけで命を呼び戻すこともできるということを，病院の方たちにも知ってもら

えれば，と思いました。
　在宅看取りの経験は，病院の看取りの場面も変えていく力をもっています。

夫婦をささえ続けた
地域包括ケア

　第2章で紹介した看護小規模多機能型居宅介護(看多機)「坂町ミモザの家」の開所にあたっては，まずご近所の方々に内覧していただきました。私たちの訪問看護・介護をかつて利用され，ご家族を看取られた方々に「ご案内」を出したのです。
　2人暮らしだったヤスヒロさんとカツさんご夫婦を，交代でそれぞれの自宅から通いながら看取られたご家族が，お一人は千葉の流山から，もうお一人は神奈川の鶴巻温泉から，ご近所さんを誘ってみに来られました。ミモザの家ができた経緯をお話しすると，「うちもよく看てもらいました」と，思い出話に花が咲きました。

自宅でリハビリ，経鼻栄養から経口摂取へ

　パーキンソン病を長く患い，心不全も起こし，胸水貯留もみられるヤスヒロさんは，誤嚥性肺炎をくり返し，何度かの入院を経て，結局，経鼻経管栄養の状態で退院しました。84歳のころです。
　家に帰ると，78歳で関節リウマチを抱えた妻のカツさんが主たる介護者です。日中のケアは，遠方から通ってくるお嫁さん2人と娘さん，訪問介護・看護でスケジュールを組んでささえました。デイサービスを試みましたが，当時は経鼻経管栄養の状態では引き受ける

ところがなく，ショートステイも難しく，結局，カツさんが，自分の身を削るようにして介護することになりました。

　かつては大工の棟梁であったヤスヒロさんは，自分で建てた家を誇りに思い，なんとしてもトイレで排泄したいと試みます。ベッドから手すりを伝ってトイレをめざすのですが，なかなかうまく行きつけません。理学療法士も投入し，まずは立ち上がりからと，家でのリハビリテーションは自立へ向けてのアプローチでした。

　発語がしっかりしないヤスヒロさんは，亭主関白でよく妻に小言を言います。でも，耳が遠くなってきたカツさんにその声は届きません。そこで何度も小言をくり返さねばならず，そうこうするうちに大きな声が出るようになりました。

　その結果，飲み込みもよくなってきて，経鼻チューブを外し，経口摂取が可能となりました。チューブがついていないとリハビリも進みやすく，嫌がっていた車いすでの外出も，出かける意欲が湧いてきました。

　ことに町内の秋祭りは，その昔，先頭に立って指揮していたとかで，当日，家族の協力も得て，御神輿の前を車いすで颯爽とくり出しました。細かく震える手を，きりりとした表情で，しっかりと行く先を示すように上げるのを，みんなで「さすがだね」と喜んだものでした。

主介護者の妻が緊急入院，自宅で案じる要介護の夫

　ヤスヒロさんは少し回復したものの，夏場に向かうと嚥下力が落ちて脱水気味になり，「この夏は越せるだろうか」という状態が，数年続きました。肺炎を起こしたりもしながら「病院へ入院してもやることは同じ」と，みんなで，大好きな家にこだわるヤスヒロさん夫妻をささえました。

　その間に，主介護者である妻のカツさんの体調がじりじりと悪く

なっていったのです。時折，訪問看護師に小さな声で「自分はもう限界だ，これ以上，子どもたちに負担はかけられない」と話すようになったカツさん。あるとき，突然の呼吸困難を訴え，救急搬送した病院で肺梗塞がみつかりました。そのまま入院し，血栓除去のためのフィルターを血管に埋め込む手術を待つ状態になりました。

このときも夏。ヤスヒロさんは，梅雨の終わりから食欲が落ち，嚥下力も低下，さまざまな工夫をして，発熱状態がやっと落ち着いたところでした。年齢も88歳，「1年もつかな」と言われて退院してから4年が経過し，「この夏は……」と，医師は家族に伝えていました。

ヤスヒロさんは亭主関白ですが，じつは妻思いのやさしい夫です。このご夫婦の仲のよさに触れて，受け持ちスタッフは「うちの両親はあまり仲がよくなく，いつも母が泣いていたので，私は結婚など考えないで生きるって思っていたんです。でも，ヤスヒロさんとカツさんご夫妻が，けんかしながらもお互いを労わる姿をみて，彼からのプロポーズを承諾しました」と決心したほどでした。

カツさんが急に入院して目の前から姿が消え，気になって仕方がないヤスヒロさん。お見舞いに行ってきたお嫁さんからカツさんの様子を聞いても，どうしているかと心配が消えません。

家族と訪問看護・介護で最後のお見舞い決行，その日に

血栓が飛びやすい状態で，ベッド上安静を厳密に言い渡されているカツさんは外出できません。ということは，ヤスヒロさんを面会に連れ出すしかありません。それは可能なのかと，受け持ち看護師と思案しました。

ヤスヒロさんのときも，退院は無理だと療養病床を勧められたのを，リハビリテーション科の医師に「こんなに結束の固い家族なら家でみられる」と口添えしてもらって，呼吸器科の医師が納得して退院指示を出してくれたのでした。その結果，再入院することなく今に

至っています。「それなら，カツさんもできるだけ早く連れて帰って一緒に面倒をみたい」とご家族の意見がまとまり，「2人一緒だと代わるがわるに泊まりが必要になるから，介護体制を検討し直そう」と話し合っていたところでした。

　ひょっとしたら，お別れができないで，このままになってしまうかもしれない，どうしたものか？　というところで，苦肉の策を講じました。ご家族にも協力が得られ，今しかそのチャンスはないという日曜日に，万全を期しながらヤスヒロさんがカツさんの病室を訪ねる，短時間の面会を決行しました。

　日曜日は道路も空いています。自宅から車で20分程度，酸素を吸いながら，ヤスヒロさんは車いすで妻の病室へ。

　妻のカツさんは，大きな声で「お父さん，私はこうして大丈夫だから，家を守ってね」と言いました。すると，それまではほとんど自分で身体も動かさなかったヤスヒロさんが，動きの悪い手をすっと伸ばして，身を乗り出すようにして，カツさんの手を握ろうとしました。カツさんは，うんうんと大きくうなずき，「会えてよかった。お父さんもがんばって」とその伸びてきた手を握り返します。映画の1シーンのような光景に，4人部屋のほかの患者さんや面会のご家族も，涙していました。

　2人の面会は，15分あまり。家に帰ってベッドに落ち着いたところで時間をみたら，ちょうど1時間の外出でした。

　安堵したように眠りにつくヤスヒロさん。その日曜日の夜，ご家族がこれからのことを話し合いながら過ごしていたとき，息子さんが「あれ？　息をしていないよ」と気づきました。緊急電話をもらって，私たちは23時過ぎに駆けつけました。

　久しぶりに妻に会えたその夜に，誰も気づかないほど静かに，ヤスヒロさんは人生の幕を引いたのです。安堵しきったお顔でした。

妻の入院・手術を見守った「あたたかい人魂(ひとだま)」

　カツさんは血栓除去のためのフィルター挿入の手術を控え，絶対安静を強いられていました。2人の息子さんと娘さん，お嫁さんたちは家族会議をして，ヤスヒロさんが亡くなったことはすぐには伝えないと，申し合わせました。

　毎日のお見舞いには，ご家族内で当番を決めて出かけます。末っ子の次男が「親父のことを詳しく聞かれたらどうしよう……」とひやひやしながらも，お葬式準備の数日間のお見舞い当番を引き受けました。

　すると，カツさんが「ここ数日，自分のまわりに人魂が飛んでいる気がする。明るく，あたたかくて，とても安心して眠れる」と話します。のちに次男が，「普段は非現実的なことは信じないけれど，そのときばかりは父親がそこに来ている気がして素直にうなずいた」と，話してくれました。

　無事手術が終わり，絶対安静も解除された日に，長男・長女がそろって，ヤスヒロさんが亡くなったこと，お葬式の段取りが決まっていることなどをカツさんに伝えました。

　思いのほか，落ち着いて受け止めたカツさん。葬儀を長男に託し，「お父さんは十分にみてあげられた，みんなもご苦労さん」とご家族をねぎらったそうです。それから，「あのあたたかい人魂はお父さんだったに違いない。守ってくれてありがとう」と。こんな超常現象が，しかも病院のなかで……信じがたいがあれは本当だったと，のちのちまでご家族の語り草になりました。

　かつてお祭りで町会の御神輿の先導役をした大工の棟梁ヤスヒロさんの葬儀は，今どき珍しく町会が取り仕切り，みんなで故人を偲びました。

寝たきりでも「家でみたい」――退院準備

　カツさんは，その後は経過もよく，いったん退院したのですが，肺炎で再入院となりました。ステロイドを使っていたせいか，感染症が重度化し，ニューモシスチス・カリニ肺炎を起こしてステロイドが増量され，その副作用でしょうか，あれよあれよという間に寝たきり状態です。うつ状態や認知機能の低下もでていました。入院が長引き，それでも，ご家族は毎日当番制で面会を続けました。

　入院が半年にさしかかるころ，娘さんから「父のとき，もう先はあまりないと思いながら家で過ごせたのだから，母も家でみてやりたい」と，訪問看護ステーションに連絡が来ました。

　すぐに退院の準備開始です。そのときのカツさんの状態は，ステロイドの副作用によるものか，皮膚は透き通るほどに薄く，すぐに損傷してしまい，触るに触れないような全身状態で，無菌性の骨壊死も起こしていました(表3-1)。酸素療法も行っていましたが，むせやすいので食事には気をつけつつも，経口摂取は可能でした。

　退院後の訪問診療は，ヤスヒロさんのときからのなじみの在宅医。細やかに，かつ大胆に，ステロイドの減量を試みました。訪問看護師も，それから理学療法士も，やはり顔なじみ。カツさんの性格を心得

表3-1　カツさんに現れた副作用とその経過

入院前	入院中	
血栓形成	中心性肥満	ムーンフェイス
塞栓	白内障の進行	無菌性骨壊死
骨粗鬆症	皮下出血	高血圧
圧迫骨折	浮腫	ステロイド性糖尿病
易感染	多毛（ひげ）	皮膚線条
	皮膚菲薄化	うつ状態
	創傷治癒の遅延	

退院後25か月かけて解消

たうえで，リハビリテーションメニューを考えます。

　排泄の自立が，彼女のいちばんの目標でした。この目標設定は，生活に即して尊厳を守るという意味で，地域包括ケアシステムがめざす「尊厳の保持」と「自立生活の支援」そのものです。

　こうして要介護5で病院から自宅に帰ってきたカツさんは，なんと要介護3まで回復することができました。

　あるとき，厚生労働大臣が，訪問看護の現場をみたいと視察に来られ，カツさんに協力いただいたことがあります。

　その日カツさんはベッドから出て，椅子に腰かけて大臣をお迎えし，「正座ができないので高いところから失礼します」と挨拶されました。「冥土の土産ができました。向こうへ行ったら，大臣に会ったとみんなに自慢できます」とにっこり話す姿に，一同笑顔。しっかり者のお嫁さんはすかさず「よくなったのはいいんですが，使えるサービスの枠が減り，家族の負担が増えました。それでも一人暮らしの状態で，こうしてささえてもらえるのは，在宅ケアのすばらしいところです」と伝えてくれました。

　それから数か月は，大臣効果か，カツさん，とてもしゃっきりしてリハビリに励まれました。

人それぞれの亡くなり方に向き合えるチームを

　カツさんの状態は全体によくなったものの，やはりご高齢。予防を心がけていても，風邪から軽い肺炎状態を起こしました。もう，入院はさせたくない——この思いはご家族も私たち在宅ケアチームも一緒でした。

　暮れからお正月にかけた時期でしたが，緊急訪問もあり，自宅で抗菌薬投与も行いました。やがて徐々に全身状態が低下し，お孫さん，ひ孫さんもお見舞いに駆けつけるなかで，静かに亡くなりました。

　よく介護をしたお嫁さんの一人が，あとで話してくれました。「お

父さんはあまりに静かに逝かれたから,なんだかあっけなく感じたけれど,お母さんのときはお世話ができて経過がわかり,本当によかった。訪問看護師さんに『息が止まりました』と電話をしたら,『お疲れさまでした。ゆっくりお別れをしてくださいね。私たちもうかがいます』と言ってくれて,本当に,ゆっくりお別れができた気がします。亡くなり方は人それぞれと,お父さんとお母さんに教えてもらいました」と。ヤスヒロさんとカツさんご夫婦は,納得した人生の閉じ方をみんなにみせてくれたと,改めて思います。

こうしたお見送りができるチームを組めることが,地域が「看取りができるまち」に変わっていくこと,ではないでしょうか。一人ひとりの看取りにしっかりと向き合い,これでよかったのかとふりかえりを行い,医療も介護も地域住民も一緒になって考えられるように地域を耕していこうと,心を新たにしました。

人との交流で
新たな力を引き出す
―― フォーマル・インフォーマルサポートの協働

　地域医療・介護連携には，時としてスピードが必要です。タイミングを逃すと，在宅生活に定着できず，病院・施設探しがメインになってしまい，本人が望んだ居場所に帰れないという残念な結果になってしまいます。

　適材適所のスピーディーな連携の裏側には，地域でさまざまな事例を経験し，その経験を通して多くの機関や専門職，インフォーマルサポートなど，地域資源のありようがみえている，コーディネーター役がいるものです。

末期がんの元ホームレス・ヨシオさんの退院支援

　ヨシオさんは，かつて路上で生活していた時期もあり，70代後半になって末期がんで入院・手術となりました。痛みが強いものの，認知症の症状があるために，痛み止めを出すとかえって転倒の危険があるなどで，がんの手術をしたO病院では十分な緩和ケアを受けられませんでした。

　しかも，入院中「医師の指示に従えない」という理由で退院勧告が出てしまい，困った区の生活福祉課の相談員が，やっとの思いで隣県の精神科病院を探してつなぎ，転院しました。

その病院で少し落ち着いたものの，今度は「家に帰りたい」と主張して，地元の新宿区に戻ってくることに。生活福祉課のソーシャルワーカーは，ホームレス支援活動を始めた「NPO法人自立支援センターふるさとの会」に打診しました。この会の事務所は，第2章で紹介した私たちの「暮らしの保健室」のすぐそばで，住まいや生活が安定していない人たちは健康状態も破たんしやすいことから，それまでも何度か相談を受けたことがあります。

ヨシオさんの退院に向けての相談が，生活福祉課のソーシャルワーカーからふるさとの会に入り，暮らしの保健室にも寄せられました。

ヨシオさんは前立腺がんの術後で，膀胱ろう造設のためのカテーテル交換が必要です。骨転移もあり，痛み止めとその医療的な管理も必要でした。しかし，以前入院していたO病院には戻れません。

退院に際して，精神科病院からは，ヨシオさんの住まい近くのS病院に宛てて，宛先医師名のない紹介状が出されました(図3-1)。看護サマリーをみると，カテーテル交換は帰ってきてすぐの日付ですし，痛み止めの処方内容はただちに検討が必要でした。

もしS病院につなげると，初診扱いになって外来で待たされ，かつ訪問診療はありません。

病院の外来よりもむしろ訪問診療ができる医師につなぎ，末期がんですから医療保険[*1]を適用し，ヘルパーと協力しながら，日々の生活を整える必要がありました。

デイサービス，ヘルパー，訪問看護と訪問診療

精神科病院での入院生活で，まわりに人がいる安心感を知ったヨシオさん。地域に帰ってきてからの口癖は「さびしいよぉ，死にてぇよぉ」でした。ふるさとの会が運営する「ふるさと和み」というデイ

[*1] 生活保護受給中のため，実際には医療保護による医療券が発行される。

人との交流で新たな力を引き出す

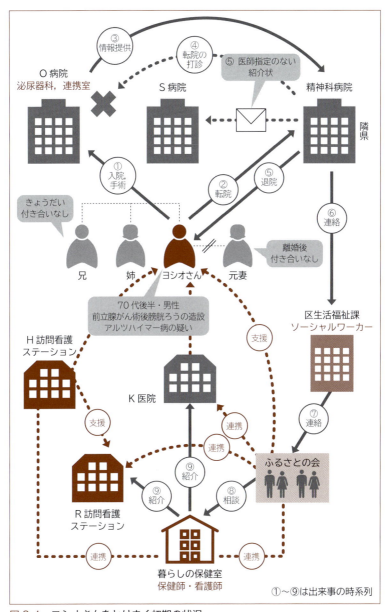

図3-1 ヨシオさんをとりまく初期の状況

サービスに通いながら，それ以外の日にはヘルパーを導入しました。

ヨシオさんの訪問看護は，開設してまだ3か月で，やる気十分の若いRステーションに，「私たちも応援するから」とお願いしました。

そして主治医は，元泌尿器科医で，かつ緩和ケア病棟を経験後に開業した在宅専門のK先生にお願いし，初回の診療には訪問看護師も同席できるように時間調整をしました。このK先生には，「私たちもできるかぎり支援します」「先生に頼るしかないので，本当にお願いします」と，受話器を手にお辞儀しながら頼みました。

その後，血尿で1度だけ医師の緊急呼び出しがありましたが，訪問看護とふるさとの会のデイサービスが協働して，ヨシオさんの状態は落ち着いてきました。

頑なな態度を変えたのは，デイサービス仲間との交流

しかし，もともと気ままな生活を送ってきたヨシオさん。食べ物の好き嫌いもあり，一向に食が進みません。機嫌が悪いと，デイサービスの職員を足で蹴ることもあり，いくら熱い気持ちをもつふるさとの会でも，「困った，困った」という状態になっていきます。

そんな折に，デイサービスで一緒になる高齢女性たちが，ヨシオさんに声をかけました。車いすに座って「死にてぇ」ばかり言っていると，「何言ってるんだい。『死にてぇ』ことなんて山ほどあるんだよ」「よーくわかった，あんた一人じゃ死なせないよ！」と。

そして「まあまあ，これでも食べて」と，昼食のカレーをスプーンですくってヨシオさんの口へ運んだそうです。なんとヨシオさん，うれしそうに口を開けて食べて，「おいしい」とにっこり。それからは文句を言わずに食事をとり始め，排便も山のようにあって，身体の調子もよくなってきました。

自立支援を応援するサロン「まちカフェ」を上手に使い，車いすを利用しながら介助されて外出もできていました。

困難ケースも，それぞれの力を引き出す交流がささえに

　この事例を，暮らしの保健室の事例検討会で取り上げました。

　このデイサービスの職員は「最初のころは，暴力はあるし『死にてぇ』とばかり言うし，ごはんは食べないし，どうしようかと思っていたのです。それが，この"おばあさん力"のおかげでヨシオさんが変わっていく様子をみて，もっともっと，それぞれのもつ力を引き出さないといけない。こういうかかわりをもてるような，人々の交流の場面をつくればいいんだと思いました。認知症もあるおばあさんたちですが，本質を見抜いていたのですね」と語っています。

　事例検討会に参加していた多くの病院スタッフ，開業医，地域包括支援センターの相談員たちも，目からウロコと熱心に聞き入ります。

　ここに，主治医のK先生も訪問診療の合間を縫って参加されました。「僕は今，とっても楽をしています。訪問看護と，生活をささえる人がしっかりみてくれたら，医師は毎週1回の定期訪問で十分。地域がこんなふうにスピーディーにネットワークを組んでくれると，本当にいいですね。困難ケースと思いがちな人が，こういったかたちでしっかりささえられるまちは，一歩先へいってますね」と。

　在宅医療連携拠点の仕事の一環として，こうした思いもかけない展開に，私も「あんた一人じゃ死なせないよ！」と，かっこよく啖呵を切ってみたいものだと思いました。

軽費老人ホームでの20人の共同生活が新たな地縁に

　そのうち，夜間と早朝に不穏な行動がみられ，デイサービスとサロンだけでは対応しづらくなり，ふるさとの会の運営する軽費老人ホームに入所しました。ここでは，20人ほどの方々と共同生活しながら，介護も受けられます。申し込みは2月にしていたのですが，入所できたのは4月でした。

それから2か月，ホームからデイサービスにも通いながら，比較的穏やかに過ごしていたのです。
　ところが6月中旬に転倒して，頭部を10針縫うアクシデントがありました。それから活動量が急速に落ちて，訴えも多くなりました。その訴え方が独特です。さびしさが募ると，夜となく昼となく，杖でドンドンと壁を叩いて人を呼ぶので，入居者から苦情が出始めました。どうしたらよいのか，軽費老人ホームの相談・介護員のKさんは対応に困り，「以前，病院から断られたのも納得」と思ったそうです。ヨシオさんにとっても，まわりにとっても，つらい時期でした。
　ヨシオさんにほぼ連日訪問して薬の調整も含めてケアにあたった訪問看護師のOさんに，ヨシオさんは厚い信頼を寄せていました。駄々をこねるように食事をとらなくなっていたヨシオさんに，Oさんは「そんなに食べないと，七夕ぐらいには死んじゃうよ」と諭しました。その言葉がきっかけになったのか，ヨシオさんはデイサービスの仲間と近所の神社にお参りに行ったときに，「七夕に逝けて，星になれますように」とお祈りしていたそうです。
　このことを知った相談員のKさんは，「医師から病状をしっかり伝えられていないヨシオさんに，看護師がこのように余命を知らせてよいのだろうか」と思い悩んだこともあったと，のちに行った事例検討会で打ち明けました。Kさんに「病状の説明は医師がするものと考えていますか？」と問うと，「そう思っていました」という答えです。病状について当事者が本当に知りたいと思っているときには，場合によっては，医師以外の者も言葉を選んでお話しすることも，ことに在宅ケアでは必要です。

迷惑をかけつつも，愛される存在として逝く

　この軽費老人ホームで同じ屋根の下に住む20人は，血縁はなくても新たな地縁を築き，疑似家族のようになっていました。

「ヨシオさんはじつは病気が進んで,あまりよくはない」ということを,Kさんからみんなに話すチャンスがあり,ヨシオさん自身も「あと1か月だからごめんね」と。迷惑をかけつつも上手に甘え,謝ることができる,つまり愛される存在として,みんなが見守るなか,穏やかに息を引き取ったのです。享年76歳。七夕を過ぎた7月21日の夕方のことでした。
　ホームの仲間たちは,お見送りの会に参加し,ヨシオさんが騒いで眠れない夜もあったのに「こんなふうに逝けたら幸せだ」「俺のときもこうやってもらいたい」など,それぞれが自分の最期のことを考え,話し合えるよい機会になりました。
　この軽費老人ホームでの看取りは,ヨシオさんがはじめて。その後,もう一人看取られたそうです。ヨシオさんは,職員と入居者の仲間に「死ぬこと」をしっかりとみせるという大きな役割を果たして,星になりました。私たちにも,新たな地縁をつくるとはこういうことだと,教えてくれました。

地域に種を蒔く人になろう

　同じ地域で長らく訪問看護・介護の実践を重ねてきました。その一つひとつの実践が，地域の土壌を耕し，在宅ケアを選ぶ人を増やすという種を蒔いてきたのではないかなと実感するこのごろです。

人を好まず気難しいオサムさん

　かつて訪問していたオサムさんの娘さんから，「17年前に父が患者としてたいへんお世話になり心より感謝申し上げます」という書き出しの手紙が届きました。もう17年も経ちますが，オサムさんのことは，私もとても印象深く覚えています。

　はじまりは「膀胱洗浄に来てほしい」という依頼でした。オサムさんは，脳梗塞後遺症で右麻痺・失語症，神経因性膀胱のためにバルーンカテーテルが留置されていました。

　階段を使う2階にお住まいで，外出するには背負うなり，車いすごと両脇から抱えるなりの人手が必要でした。全身のリハビリテーションを進めていくなかで，やがて手すりにつかまりながら階段の昇り降りができるようになりました。膝折れしそうになるため，小柄な私にはかなり神経を使うものでしたが，回を重ねるごとにしっかりとした足取りになり，外出にも慣れていきました。

オサムさんはご近所の人に会うのをあまり好まず，人とすれ違っても「車いすを押して先に行け」と左手で指示を出す方で，いつも口数少なく，気難しい表情をしていたと記憶しています。

公園での保育園児との交流が笑顔のリハビリ

印象深かったのは，近所の公園に行ったときのこと。ちょうどそこに，保育園の子どもたちがお散歩に来ていたのです。園児たちが無邪気に遊ぶ姿を眺めながら，オサムさんの表情は柔らかくなっていきました。

1人の園児が近づいてきて，地面に落ちている小石をオサムさんの手のひらへ乗せ，子どもたちがよくやる遊びを始めます。小石をあげては「どうもありがとう」と頭を下げてご挨拶。今度は逆にその小石をもらっては，同じようにご挨拶。

オサムさんは，穏やかな表情で，開きにくい右手を左手でしっかりと開くようにして，右手に小石を乗せて，左手で，それを子どもとやりとりしているのです。リハビリテーション室で行う作業療法と同じ光景のようですが，明らかに違っていました。

子どもは2歳くらいでしょうか。何度も何度もくり返し，楽しそうにオサムさんとやりとりしています。オサムさんも口を開いて，「あ・り・が・と・う」という言葉を発しました。

大好きなあんぱんを話題に

公園からの帰り道，パン屋の店先でオサムさんが指差したのが，あんぱんです。大好きな様子。お土産に買って帰って，奥さんにうれしそうに渡していたのも，あわせて思い起こされました。

その後オサムさんは，胆道炎による，高熱と痛みの訴えで入院となり，短期間の入院で帰れるはずでしたが，誤嚥性肺炎を起こし，そのまま病院で亡くなられました。

いったん熱も下がって，家に帰れるという話になったとき，私は病院を訪れ，元気のない様子のオサムさんにベッドサイドで話しかけました。
　「おうちへ帰って，またあんぱんを買いに，お散歩に行きましょう」と語りかけると，オサムさんの表情がパッと明るくなりました。そして「あ・ん・ぱ・ん」と言い，握手してくれたのです。よほどうれしかったのか，何度も言われたのも印象的でした。
　その後，その約束が果たせぬまま帰らぬ人になってしまったので，奥さまへのグリーフケアも兼ねてお参りにうかがったときに，お花の代わりにあんぱんをお供えしてきたことも，オサムさんとの思い出の1コマです。

「あれから5年経ちました」という手紙

　「主人が逝ってちょうど5年が経ちました。あのときはみなさまにたいへんお世話になりました。昨日のことのように思い出され，感謝でいっぱいでございます」——これはナオスケさんの奥さまからのお手紙です。「主人は，本当は最期まで家にいたかったのに，私のことを気遣って病院へ行ってくれたのだと思います」。そう言われる，とても控えめな奥さまでした。
　ナオスケさんはすい臓がん末期の70代後半の男性。緩和ケア病棟（PCU）の予約がしてあり，いよいよというときに，主治医の指示もあってPCUに入院し，痛みのコントロールを本格的に始めた途端に亡くなられたのでした。その後，グリーフケアにうかがったとき，奥さまが，お孫さんのみた夢を話してくれました。
　「こんな話，信じてもらえないかもしれませんが……」と断りながら，奥さまのところへは1度も現れないのに，当時高校生だった孫娘のミサトちゃんの夢枕に，ナオスケさんが立ったという話でした。
　日ごろはそれほど電話などかけてこないミサトちゃんが，「おばあ

ちゃま，聞いて。おじいちゃまがミサトのところに来てくれて，こんな話をしたの」と一気に話し始めてびっくりしたそうです。

ミサトちゃんの夢の中でナオスケさんは，いつもよく座っていたリクライニングの座いすにゆったりと腰かけて，語り始めたそうです。

「家にずっといれてよかった。むくみの出ている足をミサトちゃんもマッサージしてくれて，とても気持ちがよかった。みんながよく訪ねてきてくれて，うれしかった」といった内容で，ミサトちゃんは，その部屋の構造などをあまりよく知らないのに，実際に近い話をするのです。

「きっと，ミサトから私に伝えてほしかったのかな，これも主人の優しさかと思えて」と，うれし涙があふれてしようがなかったそうです。

日々の訪問が，地域を耕し種を蒔く

一人ひとりの人生が物語られ，それは，聞く者に強い記憶として残っていきます。

毎日の訪問看護・介護・診療の実践は，ときにマンネリを感じさせられるかもしれません。でも，日々を生きる人々に向き合う今日のこの時間は，あとでふりかえるとかけがえのない時間であり，それが地域を耕すことにつながっていると思います。

地域を耕し，土壌を豊かにし，そして種を蒔く。こうして最期まで家で過ごす，在宅ケアを選ぶ人が増えていくのです。

心身がどんな状態でも，尊重されて暮らしていける地域を

　2012年2月，佐賀市で開催された「在宅ネット・さが」の第5回市民公開講座にお招きいただきました。この企画には，佐賀県看護協会訪問看護ステーション所長の上野幸子さんのかねてからの願いが込められていました。

　上野さんは，2008〜2009年に訪問看護認定看護師教育課程を受講した際，白十字訪問看護ステーション（新宿区市谷）で実習を行いました（訪問看護認定看護師教育課程では4週間のステーション実習が組まれています）。そのときに，新宿区牛込地区で定期的に行っている市民公開講座「この町で健やかに暮らし，安らかに逝くために」を知り，佐賀でも開催してみたいという夢を抱いておられたのです。「佐賀で開催するときは秋山さん，ぜったいに来て，お話ししてね！」と頼まれた私は，この日が来るのをとても楽しみにしていました。

既存の資源を活かすアプローチを

　第1部の「在宅ケアのつながる力」と題した私の基調講演のあと，第2部は地域の方々の実践報告が並びました。そのなかで，佐賀市の隣に位置する小城市北部地域包括支援センターの坂上泰清センター長が話されたことに，新たな学びを得ました。

レジュメには「人生の歩みのなかで築かれたその人の暮らしが介護資源に！」というキャッチフレーズとともに，その人の人生の歩みを大事にし，その関係性のうえに過去・現在・未来を計画していく図があります。そして，「個々の社会資源が必要に応じて連携する！」と書いてあるのです。

　伝わってくるのは，もともとある地域の社会資源をしっかり見直そうということです。新しい仕組みをにわかにつくるのではなく，もともと地域のもっている資源，高齢者の一人ひとりが築いてきた人間関係，そうしたすでにある介護のための資源をしっかり見直していこうというのはとても理にかなった方法だと思います。それぞれが培ってきた資源を活かそうとするアプローチを，きちんとできる地域をめざしたいと思いました。

　実践報告後，70代前半かと思われる聴講者の男性から，「今日のお話を聞いて，病気になっても在宅で過ごせることがわかってよかったと思う。ただ，自分は認知症になって，家族に迷惑をかけるのは本意ではない。自分が認知症になったときには，お医者さんに一服盛ってもらって安楽死させてもらえんだろうか？」という質問がありました。

　医師のお2人が，「お気持ちはわかりますが，医師としてそれはできません」と，それぞれ回答されました。看護師である私はそこに付け加えて，質問された方に，次のようにお話ししました。

　「認知症になっても，どうぞお世話させてください。『ぴんぴんころりと逝きたい』とご本人があっという間に亡くなられた場合，残されたご家族はとても残念に思うケースが多いんですよ。たとえ認知症があってもいいじゃないですか，障がいがあってもいいじゃないですか。そういった地域をつくりましょうよ！　佐賀はきっとそれができますよ！」と。

それを聞いて,納得されたようにうなずく方々が大勢いらっしゃいました。質問者の方は,すぐにはうなずいてくれませんでしたが,考え込むような,受け止めてくださったような,そんな表情をされていました。

認知症になっても,尊重されて暮らしていけるまちをつくりたい

「在宅ネット・さが」の代表世話人は満岡内科消化器科医院の満岡聡院長,副代表が矢ヶ部医院の矢ヶ部伸也院長です。

矢ヶ部院長は,市民公開講座をもっともっと若い人にも知ってもらいたいと,自ら作成したチラシを高校生や看護学生に配布して回られました。その結果,当日は 80 名を超える若者たちが聞きに来てくれました。年配の方が目立つ聴衆のなかで,学生服姿の若い世代がちゃんと前を向いて聞いてくれているのを目にして,話し手としてはうれしく,思わず熱が入ったのは言うまでもないことです。

そのチラシには,「在宅医療・在宅ケアをご存じですか？」という問いかけとともに,「病をかかえても自分の居場所で生活できます。訪問看護師はその在宅支援に必須の職種です」と,訪問看護師へのエールともとれる文章が並びます。

このチラシを「在宅ネット・さが」の中心となっている医師が作成し,若い人を誘ってみようと積極的に動かれたというのです。その背景には,日ごろの訪問看護師の地道な努力と,その実践にささえられている在宅医たちの強い意志があります。

この会には,薬剤師,地域包括支援センターの職員,ケアマネジャーや福祉用具事業所の方など,在宅ケアにかかわる多職種の顔ぶれがそろっていました。

地域包括ケアを実現していくためには,在宅ケアの充実と,そこにかかわる多岐にわたる職種の連携の強化が不可欠です。実現のためにそれぞれが着実に歩んでいく,多職種連携を言葉だけの絵に描いた餅

にしない,こういった活動が各地で広がっていっていることを,実際の動きとともに感じることができました。

　終了後の懇親会では,「認知症でもよか県！佐賀！」というキャッチフレーズで,最期まで安心して暮らせるまちづくりをしたいという話で大いに盛り上がりました。

　「できることなら認知症だけは避けたいものだ」などと言っていては,この超高齢社会を乗り切れません。心身がどんな状態でも,地域で暮らす一人ひとりが尊重され,ともに暮らしていけるまちをつくりたい。そのためには,この日のテーマである「つながる地域　つながるいのち」を1日だけのものにしないで,みんなで前を向いて実現していきたいものです。

地域でともに老い，看取る

まるごとケアを
花戸貴司医師と語り合う

秋山　最近，加齢による心身の脆弱性を表わす「フレイル*[2]」という言葉が生まれ，「老衰」に代わって使われることが増えてきました。

　フレイルは，もともと可逆性を含む概念なので，予防し回復する方向のケアが大切です。と同時に，いずれ自然な経過として回復が見込めない「不可逆的な状態」になったときには，医療者も患者さんもご家族も共通理解をもって，よりよい看取りに向けたケアを行うことが必要でしょう。

　このとき，医療には何ができるのでしょうか。ともすれば看取りの「数」ばかりが話題になりがちですが，看取りの「質」（Quality of Death：QOD）も考えたいところです。

きっかけは最初の在宅看取り

秋山　ここ永源寺地区*[3]では，亡くなっていく方のおよそ半数が在宅で看取られるそうですね。花戸さんがそのような医療をされるよう

---

*2　高齢期に生理的予備能が低下することでストレスに対する脆弱性が亢進し，生活機能障害，要介護状態，死亡などの転帰に陥りやすい状態のこと。筋力の低下により動作の俊敏性が失われて転倒しやすくなるような身体的問題のみならず，認知機能障害やうつなどの精神・心理的問題，独居や経済的困窮などの社会的問題を含む概念。
*3　総面積 181.27 km^2，三重県と境を接している，人口およそ 6,000 人の山間農村地域。地区内にはいくつもの集落があり，いちばん大きいもので 200 世帯くらいで，山間地は 20〜30 世帯の小さい集落も多い。高齢化率は 30% を超え，60〜70% を超える限界集落もある（2015 年現在）。

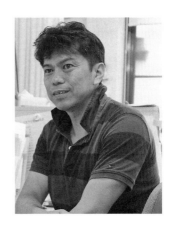

花戸貴司　はなとたかし
東近江市永源寺診療所所長。
滋賀県生まれ。1995年自治医科大学卒業。大学病院や琵琶湖北部のへき地中核病院で経験を重ねたあと，2000年に永源寺診療所に所長として赴任。もともとは小児科医だが，地域の人とかかわるうちに小児よりも高齢者をみることが増え，「入院せずに最期までずっとここに居たい」という希望に沿ううちに在宅看取りも増加。今では，地域のおよそ半分の方が自宅で息を引き取る。

になったのは，どんなきっかけがあるのでしょうか。

花戸　ここに来て16年になりますが，当初は，この山深い診療所[*4]にも，いろいろな検査をしたり最先端の医療機器や薬を使う，もっと高度な医療を届けることができないかと思っていました。

　僕がここで最初に看取った患者さんは，60代半ばの神経難病の男性で，もう10年も在宅で過ごされていました。ごはんが食べられなくなってきて，僕は訪問診療のたびに，栄養状態はどうか，新しい薬で何かできないかと一生懸命でした。でも，ある日私が採血しているとうしろから，奥さんが「先生，もうあかんな」と言ったんです。

　「僕は一生懸命医療をしようと思っているのに，なんでそんなことを言うんや」と思ってふりかえると，ご家族や近所の方が集まっていました。みんな，その患者さんをみていたのに，僕だけは検査結果のデータや病気しかみていなかった……。数日後，その患者さんは，奥さんもご家族も納得されるかたちで最期を迎えられました。

　人生の最終章を迎える人に対して，僕は，ずっと医療の敗北を感じていました。でもそのとき，ご家族や地域の人は「最期までずっと家

---

*4　永源寺診療所は，花戸医師と4人の看護師で外来・訪問診療を行っている。

にいられた」という満足感を覚えているようにみえました。

　同じ場面なのに，光と影のようにご家族と僕の見方が違う。これは，きっと僕が間違っているんだろうと思うようになりました。高度な医療だけがすべてではない，じゃあどうすれば，その人がその人らしく最期まで地域で過ごすことができるのだろうか，と考えるようになったんです。

秋山　それまで病院で医療をしてきたが，どうも自分にみえていたのはある一面だけかもしれない，と気づかれたのですね。花戸さんは，ご家族の思いを引き出し，その言葉に耳を傾けることができたんですね。

花戸　ただ，高度な医療を行う急性期病院にいたころも，その患者さんが地域に帰ったあと，あるいは病気になるまでの状態や，歩んできた人生をもっと深く考えることができないか，という思いをもっていました。ここに来てコロッと考えを変えたというよりも，病院で疑問をもっていたことについて，地域の人たちから「やっぱり違うんだ」と教えてもらったんです。

　永源寺に来て最初の1〜2年は，積極的な治療をどこまでするか，どこから「老衰だから」と納得するのか，これでよいのか……と揺れながら模索していたように思います。

「老衰」をどうみていくか

秋山　具体的に，80〜90代の高齢者で，徐々に寝つく時間が長くなり，食べられなくなり，残された時間があまりない……といういわば不可逆的なフレイル＝老衰の方を，どのように診ているのですか。

花戸　永源寺診療所は在宅医療専門ではないので，はじめは外来に通っていた患者さんが，通えなくなって訪問診療に切り替えて，訪問診療を続けるうちにごはんが食べられなくなり……というプロセスがあります。

こちらとしては，ごはんが食べられなくなり，嚥下や栄養の状態から「これは老衰に近い」と判断するのですが，納得されず「もっと医療ができることはないか」と求めるご家族もいましたね。

秋山　いよいよ残された時間が，月単位，週単位になったころは，どうなりますか？　神のみぞ知るという領域ですが，たとえばご家族から「次の正月，間に合うかしら」「来年の桜がみれますか」と聞かれたら，「そこまでは……」と言ったり，今後について問いかけをされたりするのでしょうか。

花戸　それは疾患によって違います。がんだと，残り1か月くらいまで比較的元気に過ごされるので，事前に希望を尋ねておき，症状が出てきたら「あと1か月くらいかと思いますが，どうされますか」とご家族に聞いたり，本人に「病院に行きますか」と尋ねたりします。

不可逆性の判断は困難だが，医療は本人の希望に沿って

秋山　では，認知症や脳血管障害などがある人の老衰が急に進んだときはどうでしょう。また回復が見込める可逆性なのか，もう戻らない不可逆性なのか，というあたりの判断は難しそうですね。

花戸　医学的な評価のみで，ここからが老衰と区切りがつくようなことではないですね。同じような症状でも，この方は可逆的で回復しそうだが，この方はちょっと難しい……となる。もちろん治せるものは治療を勧めますが，どこまで積極的な医療を行うかは，本人の希望に沿います。「病院に行きたくない，家で」と希望されるなら，在宅の支援チームでできる範囲のなかで考えます。

家族だって確信がもてない

秋山　ご家族の思いに押されて，患者さんを入院させたことはありますか。

花戸　それは数多くあります．入院後も，ご家族が外来受診したときに病院での様子を聞きますし，入院してからの治療方針についてご家族から相談されることもあります．胃ろうや経管栄養を選択された方もいる一方で，「病院で検査しても一緒やわ」と，また在宅に戻る方もいますね．そういう大事なことを決めるのは結局，ご家族なんですよ．

秋山　本人の意思はどうなんでしょう？

花戸　そこなんです．ご家族に「本人はどう思っていたの？」と聞いても，「それはわからないです」という答えしか返ってこない．本人は意思表示できない状態――死期が近いとか認知症，あるいは失語状態になっていることが多く，その時点ではもう答えることができない．しかもご家族にとっては，どちらを選択したとしても，のちのち「あれで本当によかったんだろうか」という疑問が残るんですね．

　ご家族は病院で「このまま何もしないと死んでしまいますが，どうしますか」と，死期にかかわる重い判断を迫られる．「本心は，何もしないほうがいちばんと思っていても，確信がもてない」と打ち明けてくれるご家族もいました．確信をもつために足りないのは「患者さん本人の言葉」なんです．

　そこで，外来に通っている元気なうちから「人生の最終章をどう迎えたいか，ごはんが食べられなくなったり寝たきりになったときの医療や，どこで過ごしたいか」を，ご本人にあらかじめ聞いておこう，と考えるようになりました．

「ごはんが食べられなくなったらどうしますか？」

秋山　そうなるまでに，何年かかりましたか？

花戸　5〜6年でしょうか．当初は，地区の老人クラブで健康教室を開いて「自分が最期をどこで，どう過ごしたいか，家族と話しましょう」と言っていました．意思を書面にするのは抵抗があるだろうと

思って。でも「そう言ってもなあ」と言われて。それなら診察室で尋ねてみよう、そして直接、ご家族も一緒に聞きましょう、と。

秋山 やはり、いちばん大事なことは本人が決めるしかない、ということですね。

花戸 医療者が決められるわけもないので、事前に本人の希望を聞いておくことが大切だとつねづね思います。

今は、外来のすべての患者さんに聞いて、電子カルテに記録してあります。「ごはんが食べられなくなったらどうしますか？」と僕が聞く。すると、看護師が患者さんに「正直に言っていいのよ」と促して、みなさん真面目に答えてくれます。「病院行きたくないわ。先生、最期までお願いしますわ」とか、もちろん「まだ考えてないわ」と言う方も。

外来に通う方の9割くらいは「最期まで家にいたい」と希望されますが、実際に在宅で亡くなるのは5割くらいで、希望がすべて叶うわけではありません。それは急変したり、骨折して入院中に別のことが起きてそのままなど、人生何が起きるかわからないから。

医療者としての意識転換

秋山 病院でみえている患者像と、家で過ごすときの患者像の違いを知る。病院で命を操作するような医療処置の看取りと、在宅で身近な人のなかで過ごす自然な看取りの違いがわかる。このような転換は、どうすればできるのでしょうか。花戸さんは、最初の在宅看取りが鮮烈な体験でしたが、誰もが経験できるわけでもないですものね。

花戸 病院のなかだけしか知らない医師だと、患者さんが病院に来る前や、病院から帰ったあと、何をしてどう暮らしているかがみえないし、医療処置が中心になるのは当然のことだと思います。

でも最近の医師臨床研修制度で、地域のクリニックでの地域医療研修が広がっています。その研修で永源寺診療所にも来てくれていた先

生が，研修後，県内の病院に勤務して「家に帰りたいと患者さんが言っていますが，帰してよいですか」と連絡が来ました。医療を控えて，患者さんを中心にしたとき，充実した時間を在宅で過ごしていることがわかります。それを，経験することが大切だと思います。

医療を「何もしない」ことは「ケアに集中」の積極的な選択

秋山 さきほどのご家族の話でもありましたが，病院では「このまま何もしないと死んでしまいます」という言い方がありますね。ある在宅医も，ご自分が病院勤務時代には言っていたそうです。たとえば患者さんが「このまま何もしないで家に帰りたい」と言っても，「家に着くまでは自分の責任だから，何かあったら困るから，点滴や経鼻栄養を外すことはできない」となり，ご家族も「それはちょっと困るから，やはり入院させてください」となる。そこを踏みとどまって，家に帰るという選択はしにくいですね。

そういう言い方を，花戸さんも病院勤務のときはしていましたか？
花戸 え〜と，正直に言うと，う〜ん…………。「何もしないと死にますよ」「絶対これをしなければいけない」とは，言わなかったと思います。

秋山 そうなんですね。「何もしない」という表現はマイナスイメージですが，じつは，「医療処置をしないで，ケアに集中するという積極的な選択」でもあります。ここをちゃんと意味づけて説明し支援すると，積極的に選択しやすくなりますね。

つまり，看護師やケアチームが，身体をマッサージをしたり温めたり，便や尿がちゃんと出るようにしたり，話しかけたりするケアで患者さんを楽にして，緩やかな経過を助けるのです。

「何かする」ほうが医療者は楽

花戸 ははあ，なるほど。それを医師の立場で言うと，何かしたほうが楽なんです。「先生，食べられません」と言われて「じゃあ点滴（あるいは経管栄養などの処置や検査）しようか」と答えたら，医師である自分も何かできた気持ちになるし，ご家族も「何かしてもらった，これでいいんだ」という一種の納得というか満足感が得られ，うしろめたさがなくなります。でも，それは患者さんにとってどうなの？と考えると，やっぱり，単にこちら側の自己満足でしかないんじゃないか。

　実際に目の前の患者さんを中心にして考えたときに，医療としては一歩引いて，じゃあこの患者さんは自分で何ができるのか，できないところは誰がどうサポートすれば上手にできるようになるのかと，多職種で考えることが大切だと思います。

秋山 老衰が進んで，眠る時間が長くなり，腰は曲がったとはいえ家のなかは歩いて，ぎりぎりまで暮らしていた方が，急に寝ついて衰えがみえて，家族の心がついていけないとき，納得するための過程を支援するという医療もありますね。「少し点滴をしてみますか。ベストではないかもしれないけれど，むくみが出たら本人の負担になるのでやめますから」という感じで。

花戸 もちろん，急激な変化に対応して点滴などすることはありますよ。でも，どこまで積極的にするかは，事前に本人の意思——病院での治療を希望するか，経管栄養などがなくても家にいたいか——を，ご家族と一緒に聞いておくので，迷いがないのです。

秋山 迷いがないんですね……。

家族と向き合う

秋山 そういう場面で，遠くに住む子どもや親戚が急に現れていろい

ろ意見を言って，もめることがありますよね。そういうときにも，「本人は日ごろからこう言ってますよ」と事実をきちっと説明できると，収まりますね。

花戸 訪問診療の患者さんの場合，月に一度は必ずご家族と面会します。訪問診療のときに同席してもらうか，外来にご家族が来てもらいそこで話すか，どちらか必ず。そうすると，本人の状態の変化——眠っている時間が長くなった，体重が減ってきた——とか，本人の希望について，みんなが同じ認識になるのです。

秋山 それはよいですね。みんなで変化がわかると，サービスの量を増やすことなども考えられますね。

さらに最期が近づいて，このタイミングでご家族がケアに入るほうがご家族の満足度も上がるときは，「あまり時間が残されていませんから，お仕事を休んででもそばにいてあげてくださいね」などのシビアな話もスムーズにできそうですね。

花戸 そうですね。ただ，ご家族は在宅ケアチームの一員なんですが，ご家族に頼るのは，僕は最終手段と思っています。なるべくご家族の生活スタイルは変えないように，できるだけわれわれ医療・介護の在宅チームで，サービス量を増やしたりヘルパーさんの訪問時間を調整したりします。

元気なときと比べて変化を伝える

花戸 90歳を超えたお母さんがごはんが食べられなくなったとき，息子さんや娘さんが「そんなこと，考えたこともなかった」と言うことはありますね。やはり，経過のなかで，変化を話し合って認識を共有しておくことが大切です。「去年は畑に行っていたけど，今年は行けなくなったし，介護サービスが少しいるんじゃないですか」「体重が減ってきているから，栄養状態をみるために血液検査しましょう」と話したり。ご家族はその人を毎日みている場合もあるので変化に気

づきにくいですが，1年前や2年前と比べて話せば共有できますね。

秋山 それは花戸さんが，長年，その人の経過をみているからできるのですね。

花戸 在宅医療専門ではなく，外来も在宅も，そして介護予防もやっている強みだと思います。

自分や家族で抱え込まずに地域全体で

秋山 ご本人は病院には行きたくない，でも，家ではもう難しいというときに，ショートステイ的に過ごして，家族は可能なかぎり見舞う，という看取りは，永源寺では可能なのでしょうか。

花戸 そういう場合は，永源寺地区内の特別養護老人ホーム（特養）で入所・ショートステイ・デイサービスができます。「もう最期かもしれませんが，何かあったら僕がすべて責任をもって対処します」と保証して，在宅の患者さんをショートステイにお願いして，そこで看取ったこともあります。

　また，特養に入所していた方があと1～2週間というころに，「それなら家に連れて帰ります」と在宅サービスに切り替えて家で看取ったケースもあります。どちらもご家族の満足度は高いですね。

　最初は，特養のスタッフから「何かあったらどうするんですか」と言われました。でも，元気な人だって急に具合が悪くなることがあるのだから，何があるかなんて誰にもわかりません。そんな心配するよりも，認知症になっても，ごはんが食べられなくなっても，その人自体は何ら変わらないのだから同じように接して，それで対応できないときのバックアップを準備するほうがいいんじゃない？ と話し合ったんですよ。

秋山 それが「地域全体の担当は永源寺診療所」ということですね。特養など制度内のサービスはもちろん，制度にのらないご近所の人や郵便配達，お店の人，みんなでみていく。

まず医療者が「地域の人」になる

秋山　花戸さんは，小学校に行って子どもたちに絵本の読み聞かせをするボランティアをされていますよね。それは小児科医だからではなく，子どもに対しても，人の命の終わりを隠さないでオープンに，すごく大事なことであると伝える意味もありますね。

　これは，やろうと思ってもなかなか難しい。訪問看護では，看取りの場面にたまたまお孫さんやひ孫さんが来たときに，おばあさんおじいさんのケアをしながら思い出話をしたりしますが，花戸さんはもう一歩踏み込んでいますね。

花戸　在宅医療や在宅看取りを特別なことにしてしまうと，いちばん負担になるのはご本人やご家族でしょう。それをささえるわれわれが特別な人たちと思われて，「花戸先生が往診に来たらもう終わりや」みたいになるとよくない（笑）。

　白衣を脱いで診療所の外に飛び出して，地域の人たちのなかに溶け込むことによって，いろんな場面で僕たちの姿をみてもらって，何かあったらすぐに相談してもらえたり，「あの先生に来てもらったら大丈夫かな」くらいに思ってもらえれば，僕の存在価値もあるのかなと思います。

秋山　それで，お子さんたちの学校のPTA活動とか，地域の少年野球チームのチームドクターをされているんですね。

花戸　そうなんです。医療しかできない医師よりも，地域の人たちと一緒にいろんなことをして，そのひとつとして「医療もできますよ」というスタンスです。

　僕自身は，目の前にいる患者さんへの医療だけでなく，この地域に住んでいる人たちすべて，言ってみればコミュニティを診るような活動をしていきたいので，子どもの学校のことやボランティアやいろんなことがつながっています。

秋山 今「総合診療医」や「家庭医」が話題ですが，花戸さんはすでに「家庭医」そのものですね。個人と地域の全体を通してみて，家族単位で把握して，子どもの健診や予防接種から高齢者の看取りまで，ごく普通のこととしてされています。

花戸 たしかに，生まれたての赤ちゃんから看取りまでしています。今日も乳幼児健診に行ってきました。

「専門職にしかできないこと」と「地域の誰かにやってもらえること」がある

秋山 訪問看護師も，個別ケアを行うとき，医師やケアマネジャーや地域のネットワークのなかで働くんですが，私はもうひとつその先へ，まちをつくる，地域をつくるとか，地域が変わるところにかかわりたいと思います。看取りを通してもできますが，より「健康」な部分にも看護が顔をみせていることが，ひいては看取りができる地域にもつながると思って，花戸さんのようにチャレンジを続けています。

花戸 看護は，認定看護師など専門性を高める活動とともに，看護師にしかできないことがありますよね。

　たとえば，医師は，血圧や体温など数値で判断しますが，看護師は「熱はないけど汗ばんでる」とか「普段より元気のなさそうな顔色」など，数値に表われない「看護の視線」での判断や情報収集ができます。それを多職種と共有して，早期発見につながった例を多く経験しています。

　訪問看護師しか聞けないような，家族の本音を引き出せるのも重要ですね。その本音への対応が難しいときでも悩んだりせずに，地域にはいろんな人，医師や介護職や薬剤師，ご家族やご近所までサポーターがたくさんいるので，情報を伝えることが大事ですね。必ずしも看護師がすべて解決しなくても，ほかの職種や人に振ったら楽に解決できたこともたくさんありました。

たとえば介護度が低くてサービスが入れられない，遠くに住むご家族もなかなか帰ってこられない，そんな一人暮らしの認知症のおばあちゃんが困っていたけれど，隣のおばちゃんが毎日様子をみに行ってくれたら丸く収まったりなんてことはよくあります。じつは，そういう人たちに視野を広げていくと，訪問看護師ができることがもっと広がると思います。

秋山　訪問看護師もアンテナを高くして情報発信していけば，まわりからも声をかけてもらえるようになり，広がっていきますね。みえる角度が違う人たちとつながるというか。

都市でも地方でも「看取れるコミュニティ」はつくれる

秋山　滋賀県や永源寺地区を知るにつれ，住民の方々が，ささえられるだけでなく，自分たちもできることを探してささえる側にもなろうとする文化を感じました。

花戸　それはここだけでもないと思いますよ。

　田舎のよい点は，地域に住んでいる人がみんなひとつのコミュニティに属していると思っているところです。ですから，引きこもりや独居など社会的に孤立しがちでコミュニティに参加できない人が，自然と目立ってきて，行政や民生委員さんが把握できるのです。

　しかしそれは，都会では難しそうですよね。

秋山　そうですね。なかなか難しい，都会なりの苦労があります。でも，都会にも応用できるエッセンスがあるような気がしています。

花戸　都会では，同じ地域あるいは同じ建物に住んでいるから同じコミュニティというわけではないので，人為的にコミュニティをつくることが必要じゃないでしょうか。

　そのしかけのひとつが，秋山さんのつくられた「暮らしの保健室」でしょう。「居場所」あるいは「ハブ」として機能して「暮らしの保健室つながり」というコミュニティができると，住人は安心する。

独居の方に1対1で対応していた介護職や医療者たちも，暮らしの保健室でその人とつながることによって，「要介護者」「患者」ではない「生活者」としてのその人がみえてくると思うんですが，いかがですか．

秋山　暮らしの保健室があるのは大規模公営住宅で，一人暮らしの人が多いのですが，じつは意外な人が心配しているとか，思わぬところに大事な情報をもつ人がいて，情報が暮らしの保健室に集まってくるんです．情報をつなぎ合わせると絡み合った問題が解きほぐれて，ささえたり，家族に連絡できたりという経験をしています．

　都会の団地での在宅ケアは，個別で密室性が高いけれども，広がる可能性もあるのです．病院で「在宅ではとうてい無理」と言われた人が「でも家にいたい」と退院し，家族が「在宅ケアで看取れてよかった」と話して，在宅ケアのよさが口コミで広がることもあります．

花戸　僕ら医療・看護・介護は目の前の人のことしかみえないけれど，実際は，その人の生活にはさまざまな社会的なつながりがありますよね．ケアを受けるだけでなく，じつはほかの人にとってはささえ手である場合もあるのです．

人は看取り看取られ

花戸　人生誰でも最期が来ますが，ご家族やまわりの人にはお別れの時間が必要だと思っています．災害や事故や急死などでの突然の別れは受け入れがたく，納得するのに非常に時間がかかります．亡くなる前にお別れの時間をもつことで，人生の最終章をともに過ごし，介抱したり話したりして，満足のいく最期の充実した時間にもなるんじゃないかと思います．

　こうしたお別れの時間をいかにつくり出すか，そのためにわれわれがどうささえるか．最期まで病気と闘うというよりは，その人の人生の終わりをどう過ごしたいか，という視点のほうが大切だと思いま

す。

秋山 「まわりに迷惑をかけたくないから,ぴんぴんころりと逝きたい」と願う方が多いようです。

　私は市民向けには「ぴんぴんころりは男性の1割だけ。みんなだらだらと逝くのですから,最期は迷惑かけてもいいんじゃないでしょうか。迷惑かけ合いながら,人は看取り看取られ,ささえ合っていくのだから」とお話しすると,納得してもらえる手応えがあります。

　「人に迷惑をかけない」ということは日本人にしみついた考え方でしょうが,迷惑かどうかじつはわかりません。「世話させてくれてありがとう。これまで世話してもらったので,今度は世話させてください」という言葉をご家族から聞くことがあります。そう言い合える社会をつくりたいですね。

　　　　　　　　　　　（2015年7月22日,永源寺診療所にて収録)

エピローグ──つながる・ささえる・つくりだす

　月刊誌『訪問看護と介護』(医学書院)に連載を続けてきて7年，この間に在宅ケアの現場は介護保険の改正に次ぐ改正で，疲弊してきた感も否めない状況です。一方で，まったく新しい課題に立ち向かわなければならない状況でもあります。もっと足もとの実践事例から見直してみようよ，意外に身近に，地域包括ケアが何なのかみえてくる手応えがあるのではないかと，日ごろの事例検討会で挙げられた内容を振り返ってみました。

　一人ひとり，一家族一家族，そこから発展した地域に密着した活動と，そこにかかわる面々の関係がよくみえてきます。よくみえるようにする工夫を重ねていくと，共通言語で語れるようになりました。よく言われる「顔のみえる関係」に，そのプロセスを経て成長していきます。

　訪問看護の経験のなかで培った，一人ひとりの個別性に向き合って実践を重ねる仲間と粘り強く話し合いながら地域へ向けても情報発信をしていくこと，それがひいては地域包括ケアのめざす「aging in place＝living in place 最期まで住み慣れた地域で暮らし続ける」のを応援することにつながります。がんであっても，認知症であっても，ケアの工夫次第で看取るところまで支援ができ，本人の望むところと参加した家族やかかわる者たちの満足が得られ，その成功体験は伝播していくということを実感します。

エピローグ——つながる・ささえる・つくりだす

　滋賀県東近江市で「地域包括ケア」を「地域まるごとケア」と言い換えて実践されている花戸先生との対談も，そういった意味で興味深く，単行本化にあたり，転載させていただきました。
　また，地域包括ケアは，予防から看取りまでを含めた幅広い活動が要求されています。予防的な視点をもちながら，"地域に開かれた敷居の低い居場所づくりに"と始めた「暮らしの保健室」の活動も5年を経過しています。その相談支援のありようのお手本は，英国で始まったがん患者と家族のための新しい相談支援の形「マギーズ・キャンサー・ケアリング・センター」にあります。
　それが具体的に発展し，マギーズ東京が，東京都江東区豊洲の土地に実現しようとしています。
　このことにも，少し触れることができました。

　地域包括ケアの実現のために，看護小規模多機能型居宅介護(旧複合型サービス)も注目されています。私たちも東京都新宿区四谷坂町に「坂町ミモザの家」を立ち上げ，活動を開始しました。その坂町ミモザの家が出来上がるまでの物語も，ここに載せることができました。その経過に，とても興味をもってくださった，日本の老年看護学の第一人者である中島紀惠子先生との対談は，この坂町ミモザの家で実現しました。
　その内容は，対談させていただいた当人である筆者も，本当に考えを深められた豊かな時間でした。この対談も転載を許され，ここに収められたことは喜びにたえません。先生のお人柄にふれ，包容力のある笑顔に癒されました。

　できるだけ，みえる化を図る意味で，図を工夫し，事例展開のときには時系列の理解と関係性の理解が同時に進められるようにしました。これらの元データは，暮らしの保健室の勉強会で，事例展開がわ

かりやすくなるようにビジュアル化を図ってくれている神保康子さん，田中順子さんの叡智が集まったものです。ここに，日ごろの感謝を込めて記しておきます。

　連載をまとめた書籍『在宅ケアの不思議な力』(2010年),『在宅ケアのつながる力』(2011年),『在宅ケアのはぐくむ力』(2012年)を続けて刊行してから数年が経ち，「4冊めは出ないんですか？」とよく尋ねられます。

　そうは言っても，こうして1冊の本にするには，内容はもちろんのこと，編集作業や校正の作業にたくさんの時間とエネルギーが必要です。新しい命の誕生を控えながら，ぎりぎりまで下案を練ってくださり，重い筆の筆者の背中を押してくださった医学書院の栗原ひとみさん，そしてその後を引き継ぎ急ピッチで作業をしてくださった北原拓也さんに心からのお礼を申し上げます。

　そして，連載の第1回目から変わらぬ支援を続けてくださっている伊藤直子さん，フリージャーナリストの村上紀美子さん，そしてフリー校正者の東尾愛子さん，このお三方の多大なるご尽力がなければ，この本は世には出ませんでした。表しきれない感謝をここで述べさせていただきます。

　最後に，私たちにいつも感動と学びを与えてくださる，ケアの受け手のみなさまに，改めてお礼を申し上げます。

　地域包括ケアの時代は，地域共生社会をめざすということです。「お互いがささえる・ささえられる」が循環し，そのなかで地域自体が変わっていくことに，当事者としてかかわっていこうと思います。

リオ五輪の余韻残る2016年9月
秋山正子

◎初出一覧

- 地域包括ケアって？──地域丸ごとの前に，家族丸ごと，そして継続的に
  (訪問看護と介護，21巻7号，556-557，2016)
- 看多機はなかなかの優れもの
  (訪問看護と介護，21巻6号，468-469，2016)
- 欲張らずに，絶望せずに，地道に
  (訪問看護と介護，21巻8号，642-643，2016)
- 欲張らずに，絶望せずに，地道に〈後編〉
  (訪問看護と介護，21巻9号，722-723，2016)
- 高齢化進む団地の商店街にがん相談の「暮らしの保健室」
  (訪問看護と介護，16巻8号，682-683，2011)
- 「暮らしの保健室」丸2年──訪問看護の経験知を発信していくには？
  (訪問看護と介護，18巻8号，662-663，2013)
- 「地域力」を引き出す
  (訪問看護と介護，19巻11号，898-899，2014)
- つながりを強めるって？──真夏のソーシャルキャピタル考
  (訪問看護と介護，20巻9号，774-775，2015)
- マギーズからのお客様
  (訪問看護と介護，18巻12号，1064-1065，2013)
- 「マギーズ東京」を夢見て
  (訪問看護と介護，19巻12号，976-977，2014)
- 「ミモザの家」の物語のはじまり
  (訪問看護と介護，19巻1号，64-65，2014)
- デイサービス探しはむずかしい──「ミモザの家」の物語〈その2〉
  (訪問看護と介護，19巻2号，156-157，2014)
- 老姉妹の在宅生活が始まる──「ミモザの家」の物語〈その3〉
  (訪問看護と介護，19巻3号，240-241，2014)
- 閉じられた窓が外に向かって開くように──ミモザの家の物語〈その4〉
  (訪問看護と介護，20巻1号，66-67，2015)
- 「坂町ミモザの家」のはじまり──「ミモザの家」のその後の物語
  (訪問看護と介護，20巻8号，684-685，2015)

- ミモザの家づくりとともに考え実践してきたこと
  (訪問看護と介護,21巻4号,281-287,2016)
- 介護度にかかわらず在宅で──信（のぶ）さんに学ぶ〈前編〉
  (訪問看護と介護,17巻12号,1078-1079,2012)
- 介護度にかかわらず在宅で──信（のぶ）さんに学ぶ〈後編〉
  (訪問看護と介護,18巻1号,68-69,2013)
- 最期の言葉は「あいしてる」
  (訪問看護と介護,20巻3号,240-241,2015)
- 「ありがとう」って言ってもらえなかった
  (訪問看護と介護,20巻10号,858-859,2015)
- 在宅看取りの経験は,病院での看取りも変えていく
  (訪問看護と介護,18巻9号,804-805,2013)
- 納得した人生の閉じ方〈前編〉
  (訪問看護と介護,20巻11号,944-945,2015)
- 納得した人生の閉じ方〈後編〉
  (訪問看護と介護,20巻12号,1028-1029,2015)
- 「あんたひとりじゃ死なせないよ！」
  ──超熟年の女子力に食べる意欲が湧いたYさん
  (訪問看護と介護,19巻7号,574-575,2014)
- 「こんなふうに逝けたら幸せだ」
  ──新たな地縁のなかでYさんの看取り
  (訪問看護と介護,19巻10号,822-823,2014)
- 地域に種を蒔いてきた
  (訪問看護と介護,21巻2号,154-155,2016)
- 「認知症でもよか県！佐賀！」
  (訪問看護と介護,19巻4号,322-323,2014)
- 「あたりまえに在宅」を実現する
  ──ともに老い,看取る地域のつくりかた
  (訪問看護と介護,20巻10号,812-819,2015)

著者プロフィール

秋山正子（あきやままさこ）

　秋田県生まれ。1973年聖路加看護大学卒業。第2次ベビーブームの真っ只中に産婦人科病棟にて臨床経験後，大阪・京都にて看護教育に従事。1990年実姉の末期がんでの看取りを経験後，1992年より東京都新宿区で訪問看護に携わる。2001年に（株）ケアーズを設立。白十字訪問看護ステーション・白十字ヘルパーステーション統括所長。新宿区の介護サービス事業者協議会や新宿区地域看護業務連絡会の委員を務める。30年後の医療の姿を考える会会長，NPO法人白十字在宅ボランティアの会理事長。2010年3月NHK『プロフェッショナル 仕事の流儀』に取り上げられる。2011年7月に開設した「暮らしの保健室」は2012年第6回「新しい医療のかたち」賞を受賞。2015年9月四谷坂町に看護小規模多機能型居宅介護（旧複合型サービス）「坂町ミモザの家」を開設。NPO法人 maggie's tokyo の共同代表として2016年10月江東区豊洲に「マギーズ東京」開設。2019年，地域における訪問看護活動と「暮らしの保健室」および「マギーズ東京」開設の功績より，第47回フローレンス・ナイチンゲール記章を受賞。
　主な著書に『在宅ケアの不思議な力』『在宅ケアのつながる力』『在宅ケアのはぐくむ力』(医学書院)，『系統看護学講座〈統合分野〉在宅看護論』(医学書院，共著)がある。